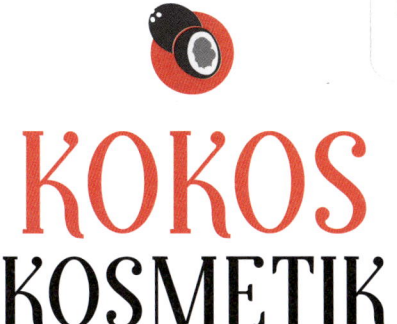

KOKOS
KOSMETIK

Titel der Originalausgabe: *Cosmétique à l'huile de Coco*, erschienen bei *Editions La Plage*, Paris Translation Rights arranged with *Editions La Plage*, Paris

Lektorat: Ute Orth

Korrektorat: Petra Westermann

Fotos: Linda Louis; kireewong/shutterstock; Anna_ok/fotolia

Umschlaggestaltung: Rosi Weiss, unter Verwendung der Layout-Vorlage zur Buchreihe von Guter Punkt, München

Innenlayout: Kurt Liebig

Druck: Dimograf Sp z o.o., Bielsko-Biała/Polen

Hans-Nietsch-Verlag
Schauinslandstr. 136 h
79100 Freiburg

www.nietsch.de
info@nietsch.de

ISBN 978-3-86264-676-0

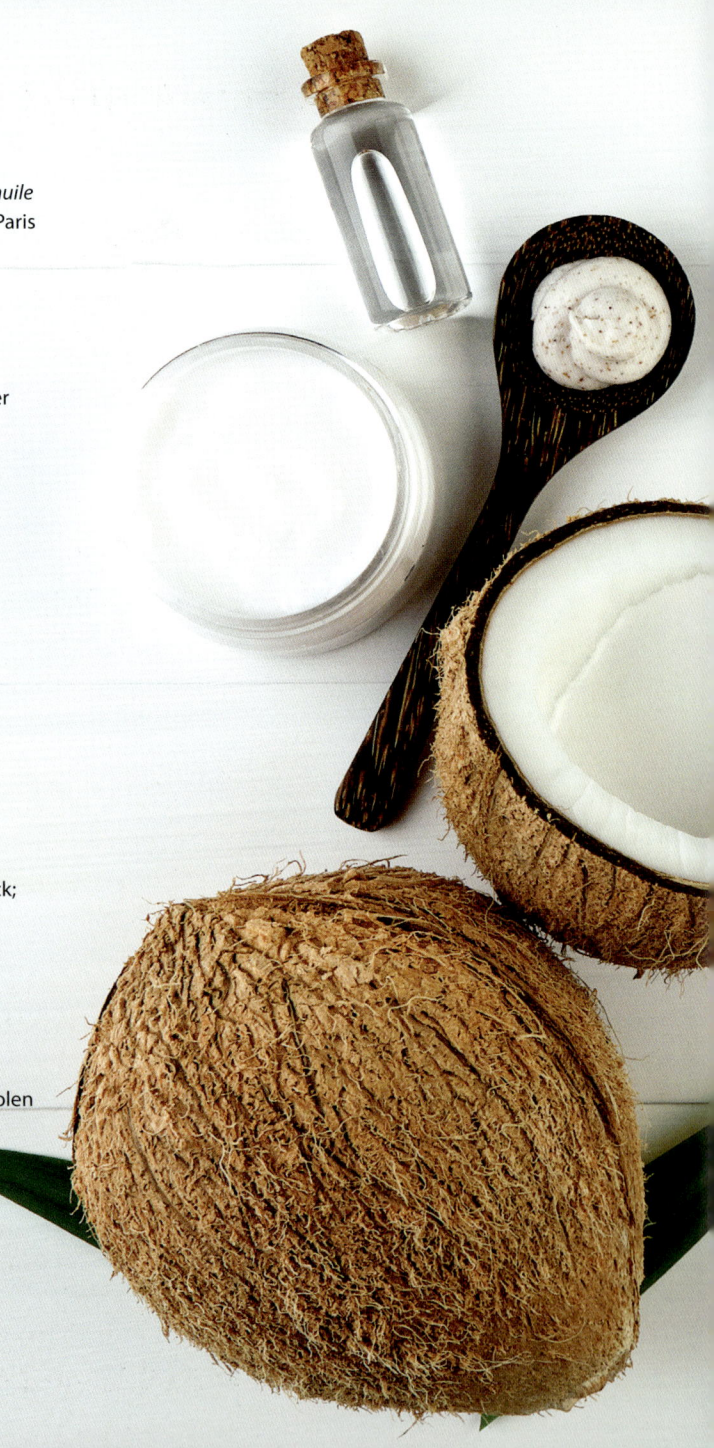

STELLINA HUVENNE

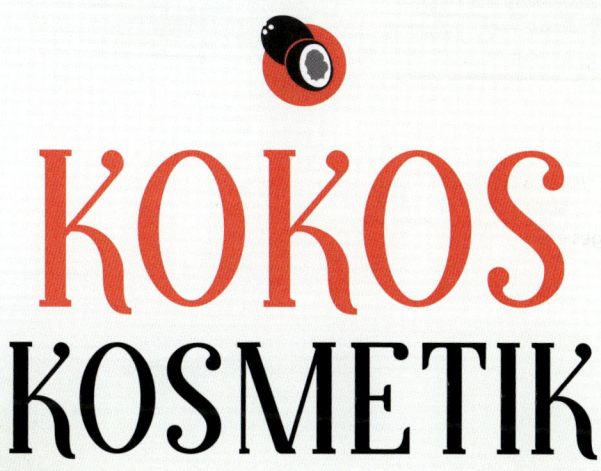

KOKOS
KOSMETIK

Naturkosmetik
selbst machen
mit Kokosöl

Aus dem Französischen von Regine Schmidt

HANS-NIETSCH-VERLAG

Inhalt

Kokosöl - das natürliche Schönheitselixier

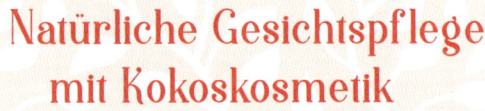

Natürliche Gesichtspflege mit Kokoskosmetik

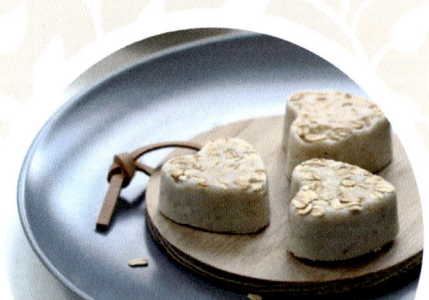

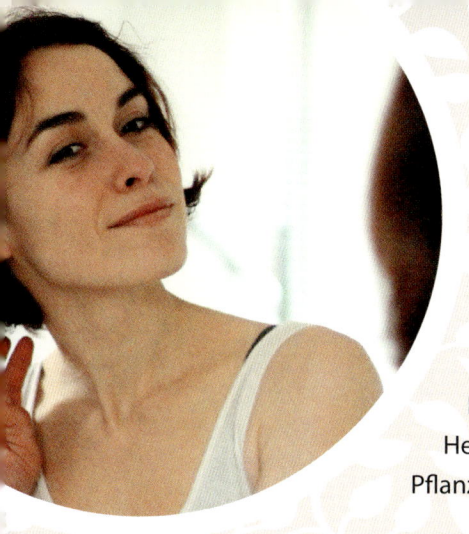

Schönes Haar mit Kokosöl

Kokospflege für den ganzen Körper

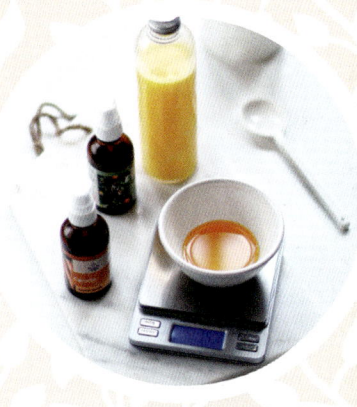

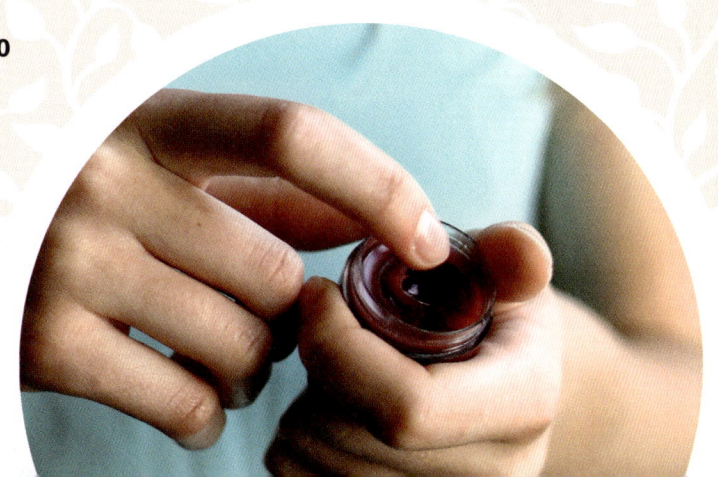

Kokosöl – das natürliche Schönheitselixier

Nährende Kosmetik aus natürlichen Substanzen

Herkömmliche Kosmetikprodukte enthalten meist eine ganze Reihe von Inhaltsstoffen, die nicht nur unserer Gesundheit, sondern auch der Umwelt schaden. Mit selbst gemachter Naturkosmetik können Sie Hautreizungen sowie Allergien vermeiden und sogar das Risiko von Krebserkrankungen reduzieren.

Beim Kauf von handelsüblichen Kosmetik- und Körperpflegeprodukten sollten Sie unbedingt die Liste der enthaltenen Inhaltsstoffe (INCI) genau studieren und darauf achten, dass diese keine Parabene, Silikone, Sulfate, Phthalate, genmanipulierten Rohstoffe, Propylenglykole, Mineralöle oder andere gesundheitsschädliche Substanzen enthalten. Die INCI-Liste vieler Produkte ist ziemlich lang. Wenn Sie Ihre Kosmetika selbst herstellen, bestehen diese in der Regel nur aus zwei bis maximal zehn Inhaltsstoffen!

Kosmetikprodukte aus natürlichen Substanzen selbst zu machen ist ein sinnlich kreatives Vergnügen und lässt Ihnen die Wahl, sich bewusst für die Verwendung von Natur- und/oder Bio-Produkten zu entscheiden. Wer seine Cremes und Lotionen selbst kreiert, kennt ihre Zusammensetzung und die Herkunft ihrer Inhaltsstoffe.

Beauty-Pflege mit dem kostbaren Öl der Kokosnuss

Kokosöl macht natürlich schön! Es ist für seine pflegende, glättende und regenerierende sowie für seine Anti-Aging-Wirkung bekannt. In tropischen Regionen wird es seit Jahrhunderten für die Schönheit und zur Körperpflege verwendet. In den letzten Jahren wurden seine nährenden Eigenschaften auch hierzulande von der Beauty-Szene entdeckt. Kokosöl ist reich an essenziellen Fettsäuren und enthält reichlich Laurinsäure – für Haut, Haar und Kopfhaut.

Naturbelassenes Kokosöl ist eine Wohltat für den ganzen Körper. Es eignet sich ebenso zur Pflege der Haut (als Make-up-Entferner, Handcreme oder Körperbutter) wie für die Haare (als Shampoo oder Haarmaske) oder als Zahnpasta!

Je nach Verarbeitung des Fruchtfleischs kommt es bei der Herstellung von Kokosöl jedoch zu großen Qualitätsunterschieden. Wurde das Fruchtfleisch der Steinfrüchte vor der Pressung zu lange getrocknet oder gar chemisch behandelt, werden die wertvollen gesättigten Fettsäuren und Vitamine zerstört und das Kokosöl verliert an nährenden Eigenschaften. Hochwertiges Kokosöl in Rohkostqualität wird durch Kaltpressung aus dem fettreichen und besonders nahrhaften Fruchtfleisch erntefrischer Kokosnüsse gewonnen. Für Ihre selbst gemachte Naturkosmetik ist ein hochwertiges natives Bio-Kokosöl die beste Wahl.

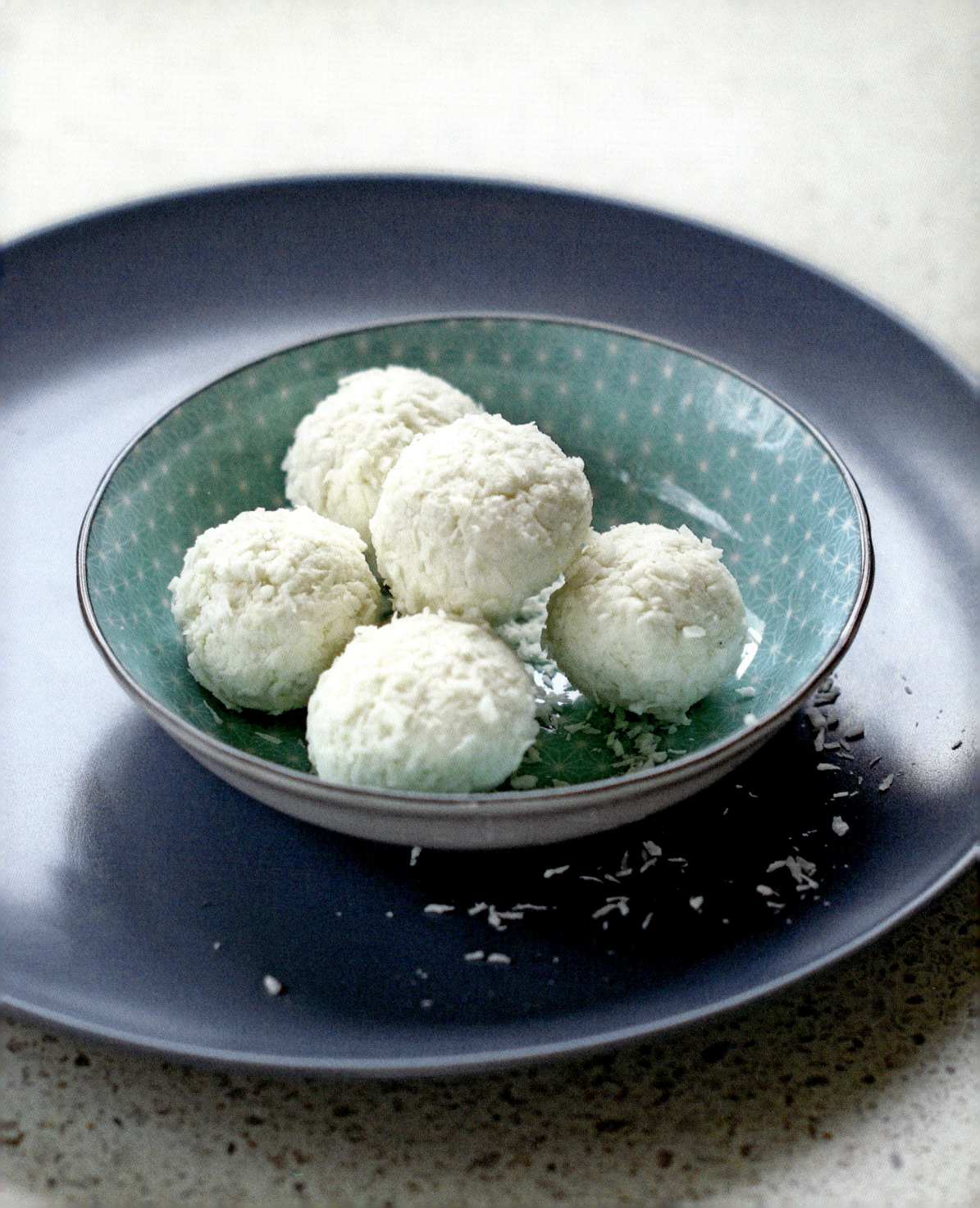

Ein paar Tipps für den Anfang

Viele Kosmetikprodukte mit cremiger oder fester Konsistenz enthalten ätherische Öle. Diese sind zum Gelingen der Rezepte jedoch nicht unbedingt erforderlich und können auch weggelassen werden.

Während der Schwangerschaft und Stillzeit sollten Sie ätherische Öle möglichst meiden und auch für Kleinkinder sind sie nicht geeignet. Bitte informieren Sie sich vor der Verwendung eines ätherischen Öls bei einer zuverlässigen Quelle (z. B. bei Ihrem Arzt bzw. Therapeuten oder in einem seriösen Ratgeber bzw. Fachbuch). Ätherische Öle dürfen nicht eingesetzt werden bei Epilepsie, Herz-Kreislauf- oder Nierenbeschwerden.

Vermeiden Sie den direkten Kontakt ätherischer Öle mit Augen, Mund sowie empfindlichen Schleimhäuten und tragen Sie diese nie unverdünnt auf die Haut auf.

Die Inhaltsstoffe für die einzelnen Rezepte in diesem Buch wurden so zusammengestellt, dass Ihre Eigenkreationen etwa 3 Monate haltbar sind. Damit pflanzliche Öle und Butter nicht so schnell ranzig werden, wird den entsprechenden Rezepten Vitamin-E-Öl, ein natürliches Antioxidans, beigemischt. Alternativ wird das für die Naturkosmetik zugelassene Konservierungsmittel Cosgard verwendet. Die Beimischung dieser beiden Zutaten bleibt Ihnen selbst überlassen. Kosmetika ohne den Zusatz von natürlichem Vitamin E oder Cosgard wirken optimal, wenn Sie sie innerhalb 1 Monats nach der Herstellung verbrauchen.

Bevor Sie beginnen: Um die Haltbarkeit Ihrer selbst gemachten Kosmetikprodukte zu verlängern, sollten Sie bei jedem Rezept unbedingt ein paar grundlegende Hygieneregeln beachten: Desinfizieren Sie alle Utensilien, Behälter, Tiegel und Fläschchen vor dem Gebrauch mit 70-prozentigem Alkohol aus der Apotheke. Vor dem Anrühren der einzelnen Inhaltsstoffe sollten Sie unbedingt Ihre Hände sorgfältig waschen und gut abtrocknen!

Gut zu wissen

Kokosöl ist bei Zimmertemperatur fest. Wenn Sie das cremig-weiße Kokosfett flüssig verarbeiten wollen, erwärmen Sie es einfach im Wasserbad bei sanfter Hitze über 25 °C.

Verwenden Sie hochwertige Zutaten!

Ziehen Sie für die Herstellung Ihrer natürlichen Beauty-Produkte möglichst Rohstoffe in Bio-Qualität vor und verwenden Sie nur naturreine ätherische Öle. Die meisten der in den Rezepten verwendeten Rohstoffe für Ihre Naturkosmetika erhalten Sie in Ihrem Bioladen oder -supermarkt. Kokosöl kaufen Sie am besten in Rohkostqualität. Es ist nicht nur wohlschmeckend, sondern auch für Haut und Haar die gesunde Alternative. Weitere Zutaten wie etwa natürliche Duftstoffe, Farbstoffe oder milde Tenside können Sie über spezialisierte Online-Shops im Internet beziehen (siehe Bezugsquellen, Seite 63 f.).

Empfohlenes Zubehör und hilfreiche Utensilien

Für die Herstellung Ihrer Beauty-Produkte brauchen Sie nicht viel. Die meisten Gegenstände gehören vermutlich ohnehin zu Ihrer Küchenausstattung:

- digitale Küchenwaage (möglichst auf 1 Gramm genau)
- Küchen- oder Teethermometer (bis 100 °C)
- Messlöffelset mit Esslöffel- sowie Teelöffelgröße (am besten aus Edelstahl)
- Messbecher mit möglichst genauen Milliliter- und Grammangaben
- Wasserbadschüssel aus Edelstahl und einen etwas größeren flachen Topf
- kleine Edelstahl-, Keramik- oder Glasschüsseln
- mehrere Glasrührstäbe
- Creme- bzw. Kosmetikspatel (am besten aus Edelstahl)
- feinmaschiges Metallsieb
- kleiner Trichter (am besten aus Edelstahl)
- Mörser
- Stabmixer, Handrührgerät oder Milchaufschäumer
- 70-prozentiger Alkohol (z. B. Alkohol 70 Vol.-Prozent Hetterich aus der Apotheke)
- je nach Rezept zum Aufbewahren Cremetiegel, kleine Flasche oder Sprühflakon (für eine längere Haltbarkeit am besten aus dunklem Glas)

Glänzend pflegender

LIPGLOSS

Ein reichhaltiger Lippenbalsam für zarte, geschmeidige Lippen. Bienenwachs, Kokosöl und Rizinusöl schützen Ihre Lippen vor Kälte und sorgen dafür, dass sie auch bei Wind und Wetter nicht spröde oder rissig werden. Und dank der einfachen Rezeptur im Handumdrehen fertig!

7 g Kokosöl

1 g Bienenwachs oder pflanzliches Wachs der Wahl

5 ml Rizinusöl

1 Tropfen natürliches Vitamin-E-Öl

8 Tropfen ätherisches Öl der Wahl (z. B. Kokos-, Honig-, Vanille-Öl …)

½ TL rotes Hibiskusblütenpulver (wahlweise)

10-ml-Tiegel aus Glas mit Schraubdeckel

HERSTELLUNG

Kokosöl, Bienenwachs und Rizinusöl in eine Schüssel geben. Etwas heißes Wasser in einen flachen Topf füllen und die Schüssel in das Wasserbad stellen. Die Zutaten unter ständigem Rühren auf kleiner Flamme sanft erwärmen, jedoch nicht zum Kochen bringen. Die Schüssel aus dem Wasserbad nehmen und das Vitamin-E-Öl sowie das ätherische Öl dazugeben. Für einen farbigen Lippenbalsam Hibiskusblütenpulver hinzufügen und die Zutaten noch einmal gut verrühren. Den Balsam in den Glastiegel füllen und 10 Minuten in den Kühlschrank stellen.

ANWENDUNG

Den Balsam mit der Fingerspitze auf den Lippen verteilen. Mehrmals täglich angewandt, macht er die Lippen geschmeidig und schützt sie vor dem Austrocknen. Ein natürliches Lipgloss für die ganze Familie!

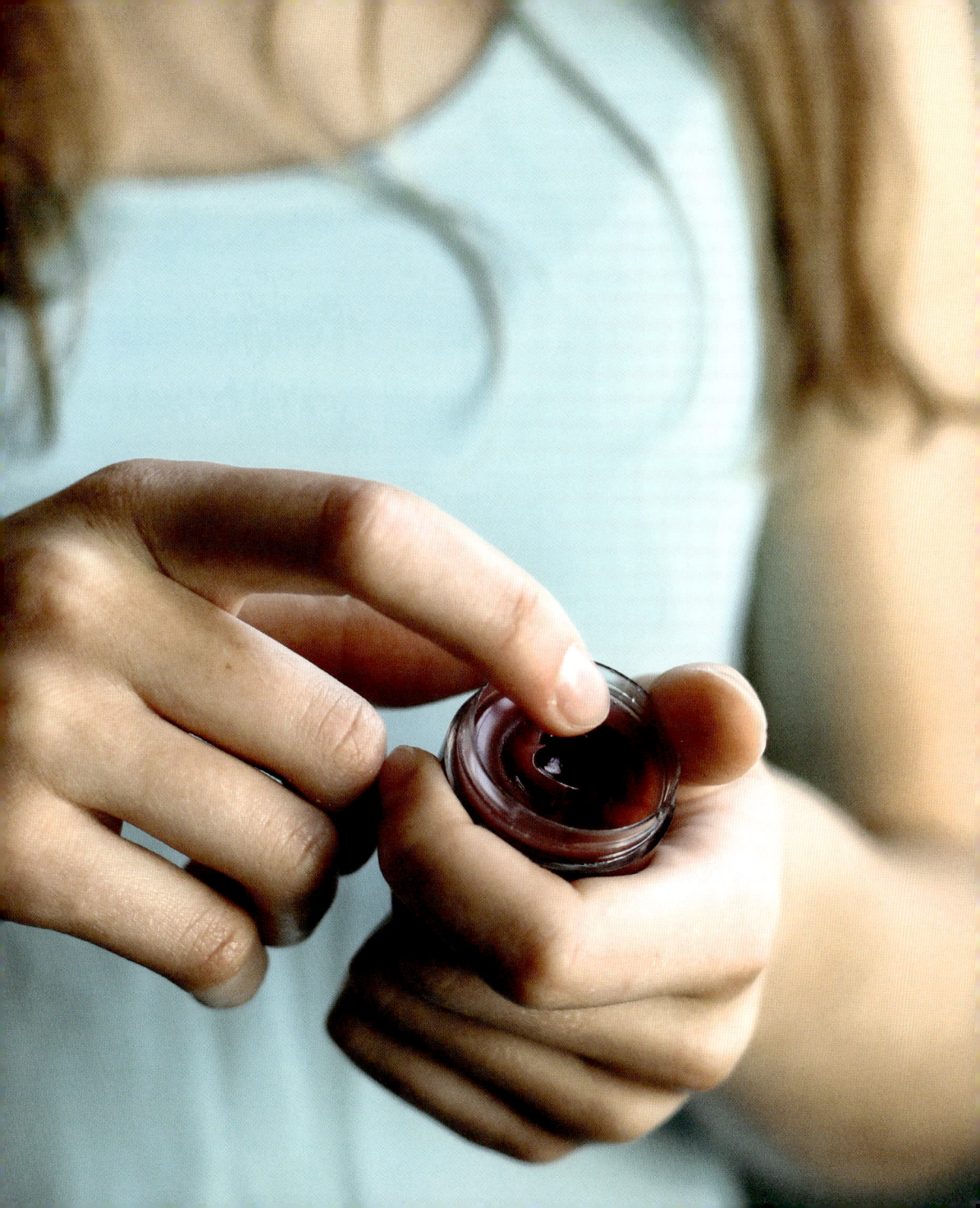

Wohltuend nährender

MAKE-UP-ENTFERNER

Ein herrlich milder Make-up-Entferner aus natürlichen Ölen. Kokosöl reinigt, klärt unreine Haut und spendet viel Feuchtigkeit. Aprikosenkernöl wirkt belebend und regenerierend, während Karottenöl für einen frischen Teint sorgt.

60 g Kokosöl

20 ml Aprikosenkernöl

15 ml Karottenöl (Carotinöl)

40 Tropfen Provitamin B$_5$ (D-Panthenol)

5 Tropfen natürliches Vitamin-E-Öl

30 Tropfen ätherisches Öl der Wahl (falls gewünscht)

100-ml-Pumpspender

HERSTELLUNG

Kokosöl, Aprikosenkernöl und Karottenöl in eine Schüssel geben. Etwas heißes Wasser in einen flachen Topf füllen und die Schüssel in das Wasserbad stellen. Die Zutaten unter ständigem Rühren auf kleiner Flamme sanft erwärmen, jedoch nicht zum Kochen bringen. Die Schüssel aus dem Wasserbad nehmen und Provitamin B$_5$, Vitamin-E-Öl sowie gegebenenfalls das ätherische Öl dazugeben. Die Zutaten noch einmal gut verrühren, bei Zimmertemperatur abkühlen lassen und das Reinigungsöl in den Pumpspender füllen.

ANWENDUNG

Das Abschminköl auf ein Wattepad geben und damit das Gesicht sanft reinigen. Die enthaltenen pflanzlichen Öle sind ideal zum Entfernen von Mascara.

Tipp: Da Kokosöl bei Zimmertemperatur fest wird, einfach vor dem Gebrauch etwas heißes Wasser über den Pumpspender laufen lassen und diesen gut schütteln.

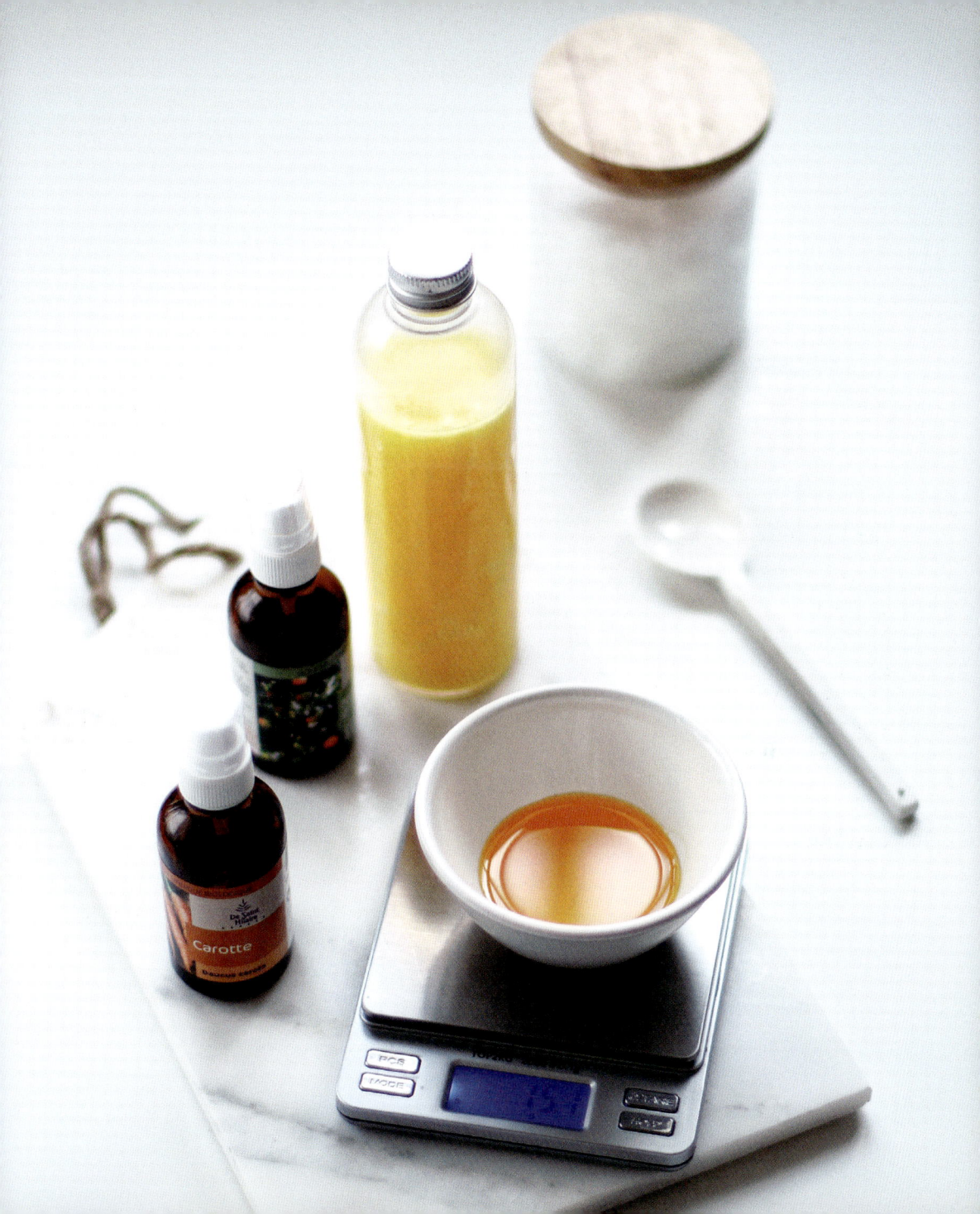

MAKE-UP-ENTFERNER
für empfindliche Haut

Dieser wohltuende Make-up-Entferner aus extramilden Zutaten ist ideal für die Reinigung empfindlicher Haut. Mandelöl und Ringelblumenöl beruhigen die Haut und pflegen sie herrlich zart.

60 g Kokosöl

15 ml Mandelöl

15 ml Ringelblumenöl (Calendulaöl)

5 Tropfen natürliches Vitamin-E-Öl

100-ml-Pumpspender

HERSTELLUNG

Kokosöl, Mandelöl und Ringelblumenöl in eine Schüssel geben. Etwas heißes Wasser in einen flachen Topf füllen und die Schüssel in das Wasserbad stellen. Die Zutaten unter ständigem Rühren auf kleiner Flamme sanft erwärmen, jedoch nicht zum Kochen bringen. Die Schüssel aus dem Wasserbad nehmen, das Vitamin-E-Öl dazugeben und die Zutaten noch einmal gut verrühren. Den natürlichen Make-up-Entferner bei Zimmertemperatur abkühlen lassen und in den Pumpspender füllen.

ANWENDUNG

Den Make-up-Entferner auf ein Wattepad geben und damit das ganze Gesicht reinigen. Die enthaltenen pflanzlichen Öle sind ideal zum sanften Entfernen von Mascara. Da Kokosöl bei Zimmertemperatur fest wird, einfach vor dem Gebrauch etwas heißes Wasser über den Pumpspender laufen lassen und diesen gut schütteln.

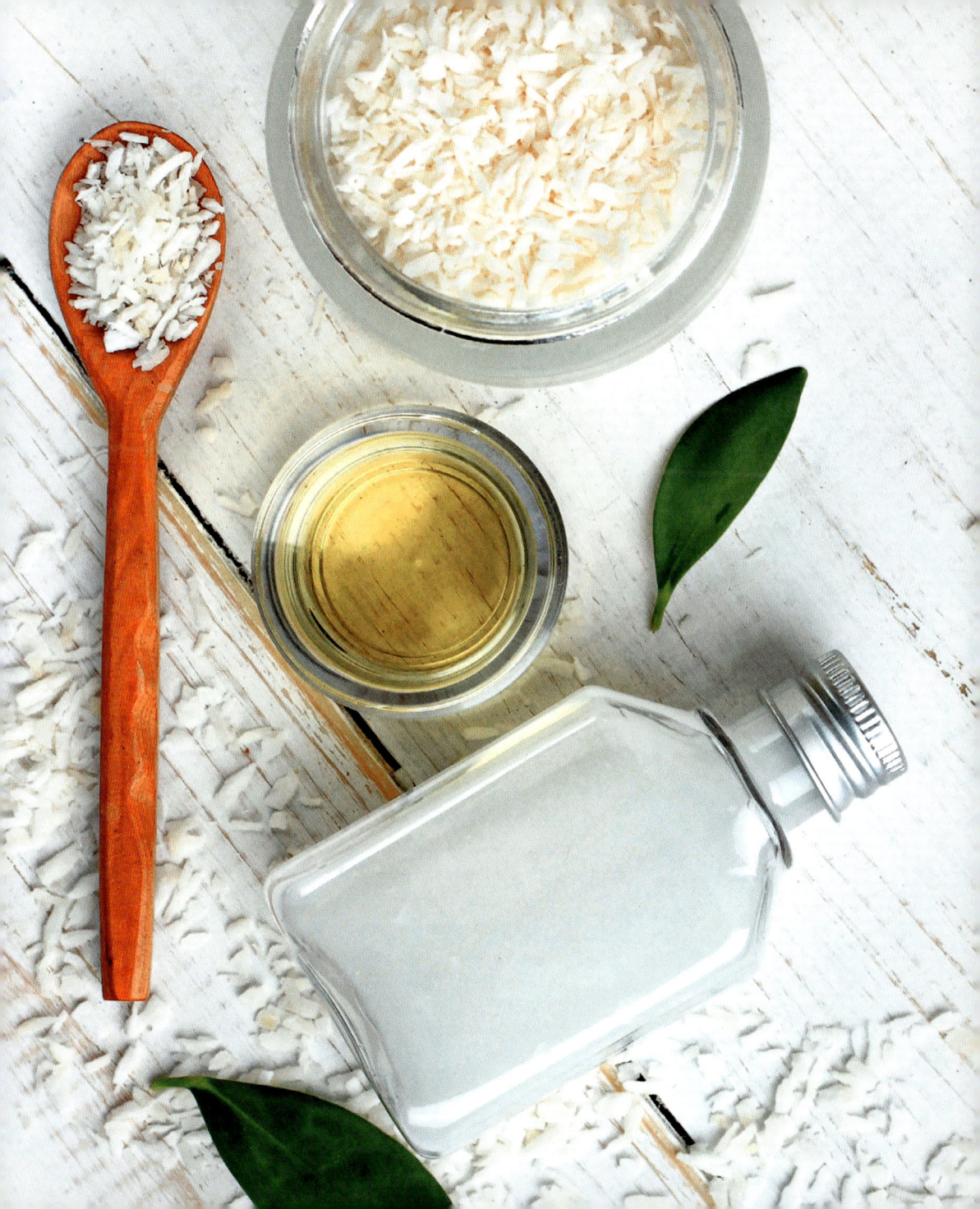

REINIGENDE GESICHTSMASKE
für Eilige

Natron wirkt antibakteriell sowie entzündungshemmend und sorgt für eine porentiefe Gesichtsreinigung. Das bewährte Hausmittel ist ideal bei Akne und fettiger Haut. In der Kombination mit Kokosöl regeneriert es die Haut und pflegt sie samtweich.

1 EL Kokosöl

1 EL Natron

HERSTELLUNG

Das Kokosöl in eine Schüssel geben. Etwas heißes Wasser in einen flachen Topf füllen und die Schüssel in das Wasserbad stellen. Unter ständigem Rühren auf kleiner Flamme sanft erwärmen, jedoch nicht zum Kochen bringen. Die Schüssel aus dem Wasserbad nehmen, Natron dazugeben und zu einer geschmeidigen Paste verrühren. Vor dem Gebrauch auf Zimmertemperatur abkühlen lassen.

ANWENDUNG

Die Maske mit sanften, kreisenden Bewegungen auf dem Gesicht verteilen, dabei die Augenpartie aussparen. Die winzigen Natronkörnchen sorgen für einen leichten Peelingeffekt. Die reinigende Gesichtsmaske 1 bis 2 Minuten einwirken lassen und anschließend mit lauwarmem Wasser abspülen. Für eine sanfte Tiefenreinigung 1-mal pro Woche anwenden.

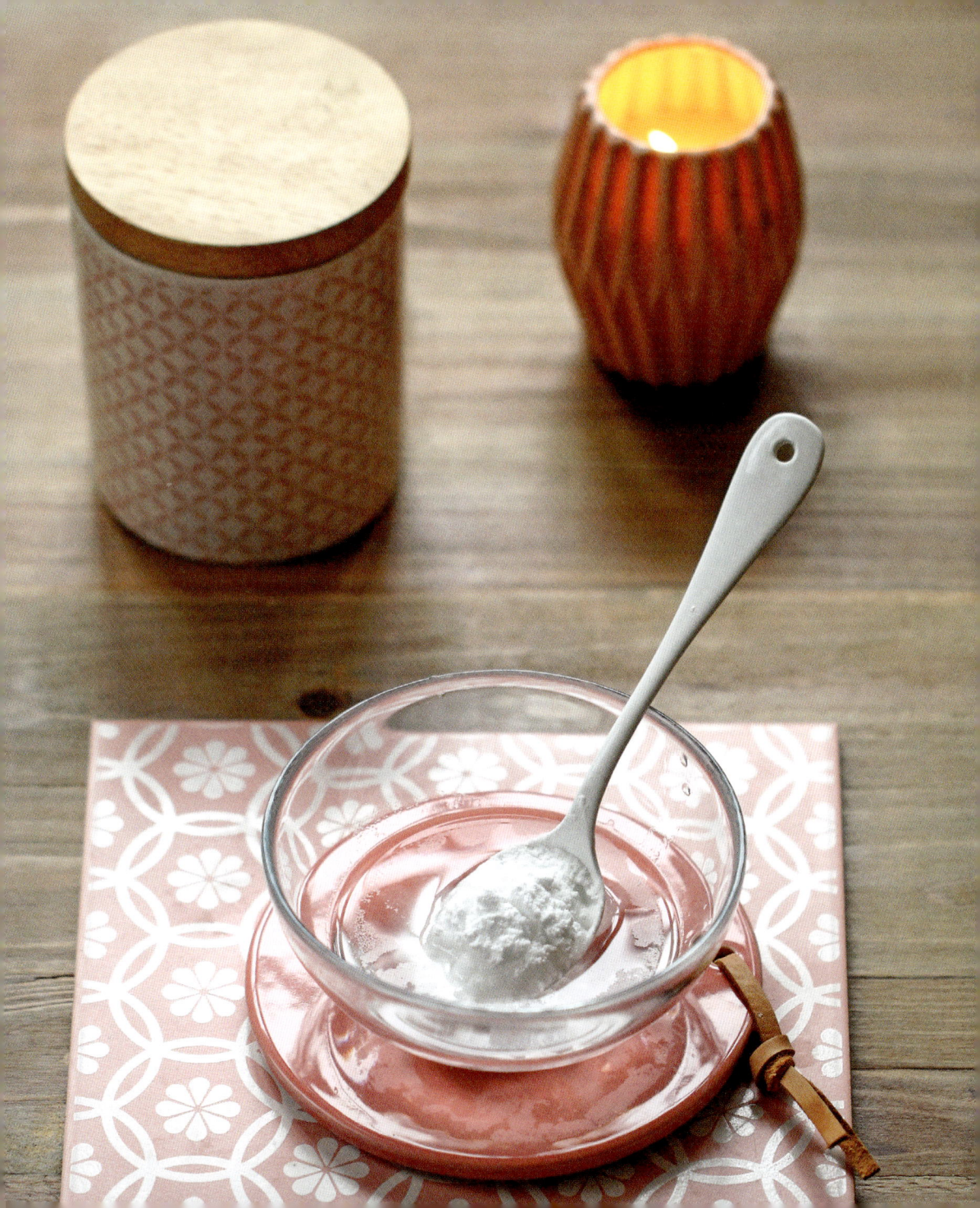

Beruhigende

MINERALSTOFFMASKE

Diese Maske beruhigt gereizte Haut und versorgt sie mit wertvollen Mineralstoffen. Die Haut wird samtig weich und glatt. Weiße Heilerde tut besonders empfindlicher Haut gut. Ein einfaches, schnelles und hochwirksames Rezept!

2 EL Kokosöl

2 EL weiße Heilerde oder eine Mineralerde der Wahl

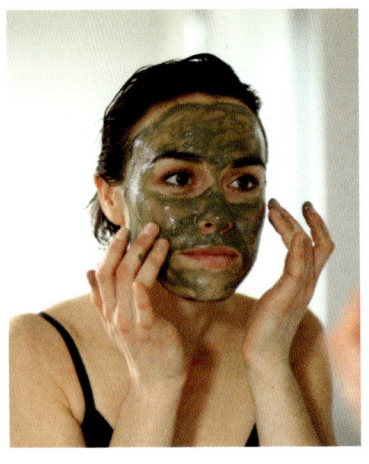

HERSTELLUNG

Das Kokosöl in eine Schüssel geben. Etwas heißes Wasser in einen flachen Topf füllen und die Schüssel in das Wasserbad stellen. Unter ständigem Rühren auf kleiner Flamme sanft erwärmen, jedoch nicht zum Kochen bringen. Die Schüssel aus dem Wasserbad nehmen und die Heilerde dazugeben. Die Mischung noch einmal kräftig durchrühren und vor der Verwendung auf Zimmertemperatur abkühlen lassen.

ANWENDUNG

Die beruhigende Maske 1- bis 2-mal pro Woche auf dem gut gereinigten Gesicht verteilen, dabei die Augenpartie aussparen, und 20 bis 40 Minuten einwirken lassen. An- schießend das Gesicht mit lauwarmem Wasser abspülen, gut abtrocknen und eine Feuchtigkeitscreme der Wahl auftragen.

AKTIVKOHLE-GESICHTSMASKE

Aktivkohle ist dank ihrer Reinigungskraft ein unentbehrlicher Helfer in der Naturkosmetik. Als Maske hilft sie der Haut beim Entgiften und befreit sie porentief von
Unreinheiten. Reine pflanzliche Aktivkohle ist zu 100 Prozent natürlich und ganz ohne
Nebenwirkungen. In der Kombination mit Kokosöl und ätherischem Ylang-Ylang-Öl
zaubert sie im Nu einen strahlenden Teint.

1 EL Kokosöl

**1 g reine medizinische
Aktivkohle**

2 g Glycerin, pflanzlich

**8 Tropfen ätherisches Ylang-
Ylang-Öl (wahlweise)**

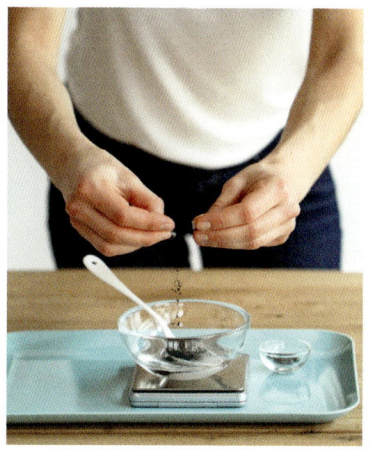

HERSTELLUNG

Das Kokosöl in eine Schüssel geben. Etwas heißes Wasser in
einen flachen Topf füllen und die Schüssel in das Wasserbad
stellen. Unter ständigem Rühren auf kleiner Flamme sanft
erwärmen, jedoch nicht zum Kochen bringen. Die Schüssel
aus dem Wasserbad nehmen. Die Aktivkohle dazugeben
und gut verrühren. Anschließend Glycerin und nach Belieben Ylang-Ylang-Öl unterrühren. Die Zutaten noch einmal
gut verrühren und die Gesichtsmaske vor der Verwendung
auf Zimmertemperatur abkühlen lassen.

ANWENDUNG

Die Maske auf dem gründlich gereinigten Gesicht verteilen,
dabei die Augenpartie aussparen, und 10 Minuten einwirken lassen. Anschließend mit einem Wattepad abnehmen.
Das Gesicht mit lauwarmem Wasser abspülen und mit einer
milden Seife reinigen. Gut abtrocknen und eine Feuchtigkeitscreme der Wahl auftragen.

KOKOS-VANILLE-GESICHTSSEIFE
mit Peeling-Effekt

Mit dem cremigen Schaum einer natürlich pflegenden Seife aus reinem Kokosöl und Hafermehl – für den sanften Peeling-Effekt – reinigen Sie Ihr Gesicht wohltuend und schonend. Hafer ist bekannt für seine beruhigenden, antioxidativen Eigenschaften.

15 g Kokosöl

30 g SCI (*Sodium Cocoyl Isethionate***)**

2 g Bienenwachs oder pflanzliches Wachs der Wahl

5 g Hafermehl

40 Tropfen ätherisches Vanille-Öl

3 Tropfen natürliches Vitamin-E-Öl

Seifengießform aus PET oder Muffinform aus Silikon

HERSTELLUNG

Kokosöl, das sehr feine Tensidpulver (SCI) und Bienenwachs vorsichtig in eine Schüssel geben. Etwas heißes Wasser in einen flachen Topf füllen und die Schüssel in das Wasserbad stellen. Unter behutsamem Rühren auf kleiner Flamme sanft erwärmen, jedoch nicht zum Kochen bringen und starke Schaumbildung vermeiden. Die Schüssel aus dem Wasserbad nehmen. Hafermehl und Vanille- sowie Vitamin-E-Öl dazugeben. Die Mischung noch einmal gut verrühren und in eine Form der Wahl gießen, dabei leicht klopfen, damit die Masse sich richtig in den Vertiefungen verteilt. Anschließend 1 Stunde in den Kühlschrank stellen und bis zur Verwendung 48 Stunden lang aushärten lassen.

ANWENDUNG

Die Gesichtsseife kurz unter fließendem Wasser zwischen den Händen reiben. Den cremigen Schaum mit kreisenden Bewegungen auftragen, dabei die Augenpartie aussparen. Anschießend das Gesicht mit lauwarmem Wasser abspülen. Dieser Gesichtsreiniger ist so mild, dass Sie ihn täglich verwenden können.

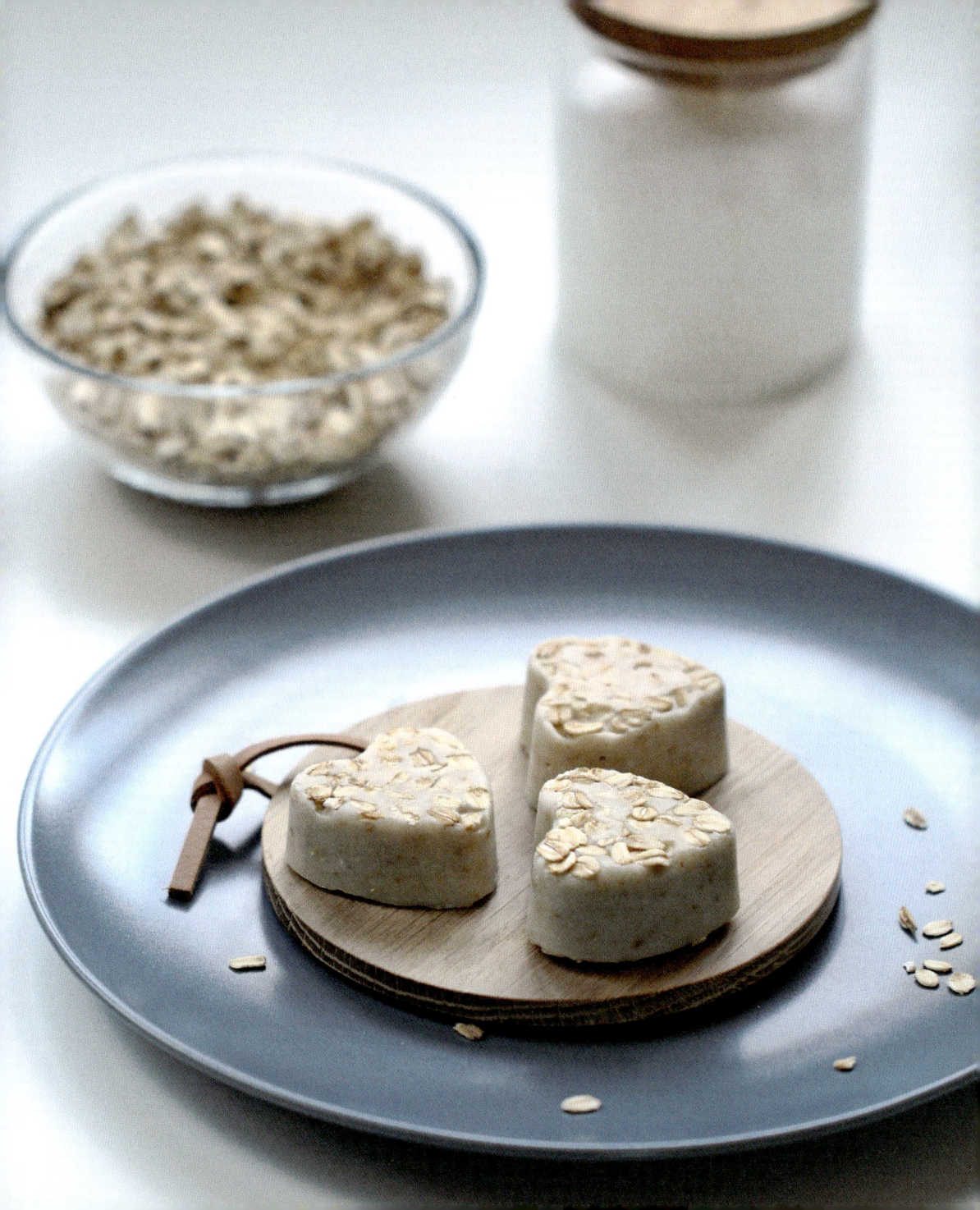

Regenerierende

TAGESCREME

Kokosöl zeichnet sich durch seine beruhigende und pflegende Wirkung sowie durch seine wohltuenden Anti-Aging-Eigenschaften aus. Gönnen Sie es Ihrer Haut täglich für einen strahlenden Teint. Diese Tagescreme ist für den glättenden, straffenden Effekt mit nährender Sheabutter und Cistrosen-Hydrolat angereichert. Ätherisches Geranium-Öl klärt zusätzlich und regeneriert die Haut.

25 g Kokosöl

5 g Sheabutter

10 g pflanzlicher Emulgator oder emulgierendes Wachs

50 ml Cistrosen-Hydrolat

8 Tropfen ätherisches Geranium-Öl

3 Tropfen natürliches Vitamin-E-Öl

3 Tropfen Cosgard

100-ml-Tiegel aus Glas mit Schraubdeckel

HERSTELLUNG

Kokosöl, Sheabutter und den Emulgator der Wahl in eine Schüssel geben. Etwas heißes Wasser in einen flachen Topf füllen und die Schüssel in das Wasserbad stellen. Unter ständigem Rühren auf kleiner Flamme sanft erwärmen, jedoch nicht zum Kochen bringen. Die Schüssel aus dem Wasserbad nehmen und das Cistrosen-Hydrolat hinzufügen. Kräftig rühren, bis eine glatte Emulsion entsteht. Dann das ätherische Öl, das Vitamin-E-Öl sowie Cosgard dazugeben und alle Zutaten noch einmal gut verrühren. Die Tagescreme in den Glastiegel füllen und 20 Minuten in den Kühlschrank stellen.

ANWENDUNG

Die pflegende Tagescreme auf das gereinigte Gesicht auftragen, dabei die Augenpartie aussparen.

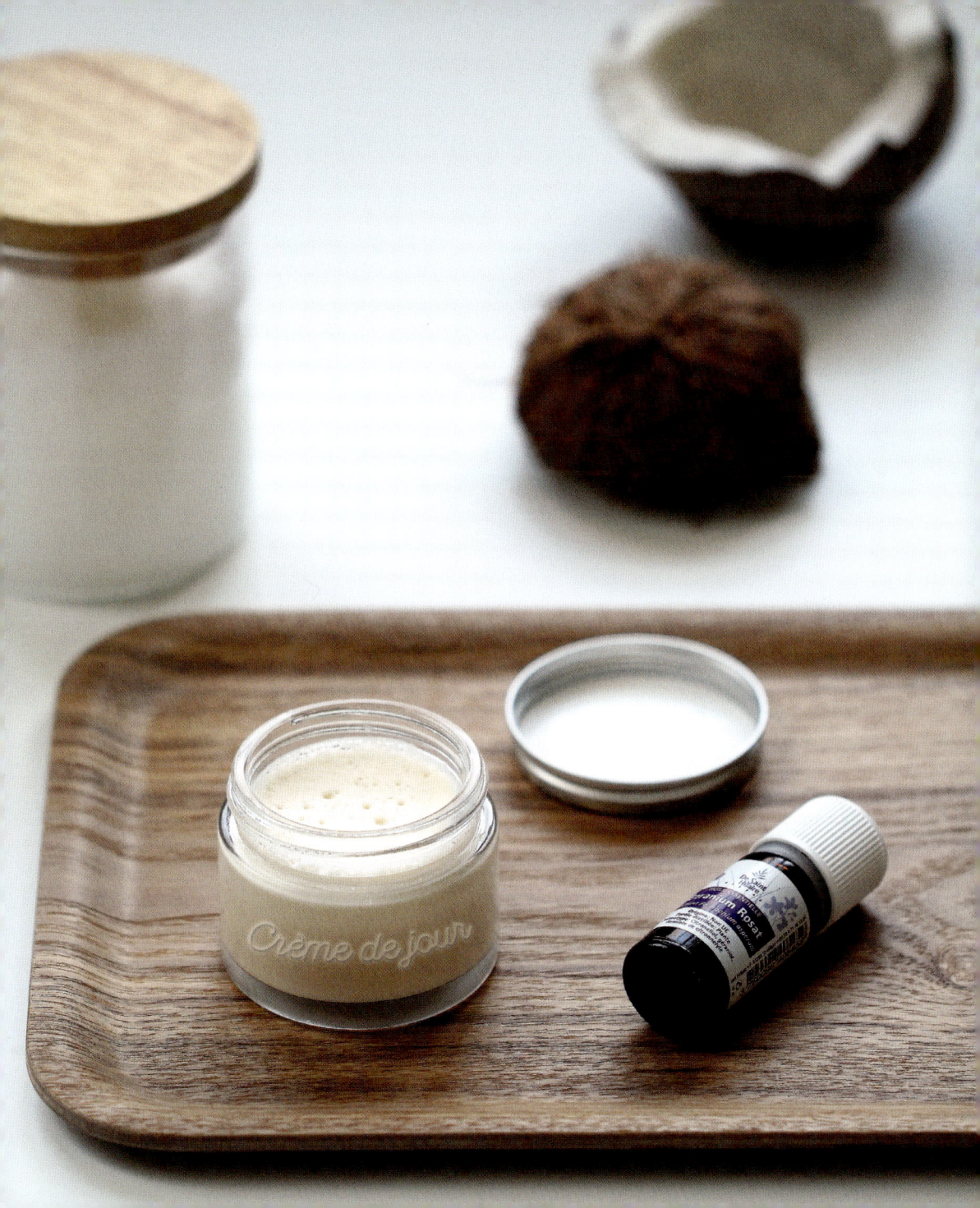

PFLEGEBALSAM
für strahlend schöne Augen

Die Kombination aus Arnikaöl, Ringelblumenöl und dem ätherischen Öl der Immortelle ist ideal für die empfindliche Augenpartie. Diese wird gestrafft und mit Nährstoffen versorgt – für strahlend schöne Augen. Der reichhaltige Balsam enthält zudem Zutaten, die die Haut natürlich zum Abschwellen bringen.

15 g Kokosöl

15 g Kakaobutter

5 ml Arnikaöl

5 ml Ringelblumenöl (Calendulaöl)

2 g Bienenwachs oder pflanzliches Wachs der Wahl

4 Tropfen ätherisches Immortelle-Öl (*Helichrysum italicum*, wahlweise)

15 Tropfen pflanzliches Kollagen (wahlweise)

2 Tropfen natürliches Vitamin-E-Öl

50-ml-Tiegel mit Schraubdeckel

HERSTELLUNG

Kokosöl, Kakaobutter, Arnikaöl, Ringelblumenöl und Bienenwachs in eine Schüssel geben. Etwas heißes Wasser in einen flachen Topf füllen und die Schüssel in das Wasserbad stellen. Unter ständigem Rühren auf kleiner Flamme sanft erwärmen, jedoch nicht zum Kochen bringen. Die Schüssel aus dem Wasserbad nehmen und ätherisches Immortelle-Öl und Kollagen dazugeben. Vitamin-E-Öl hinzufügen und alle Zutaten noch einmal gut verrühren. Den Balsam im Tiegel bei Zimmertemperatur abkühlen lassen.

Tipp: Schwangere und/oder stillende Frauen sollten das ätherische Öl durch 25 Tropfen eines naturreinen Hydrolats ersetzen.

ANWENDUNG

Den reichhaltigen Augenbalsam morgens sanft auf die gereinigte Augenpartie auftragen. Achten Sie jedoch darauf, dass keine Creme ins Auge gelangt.

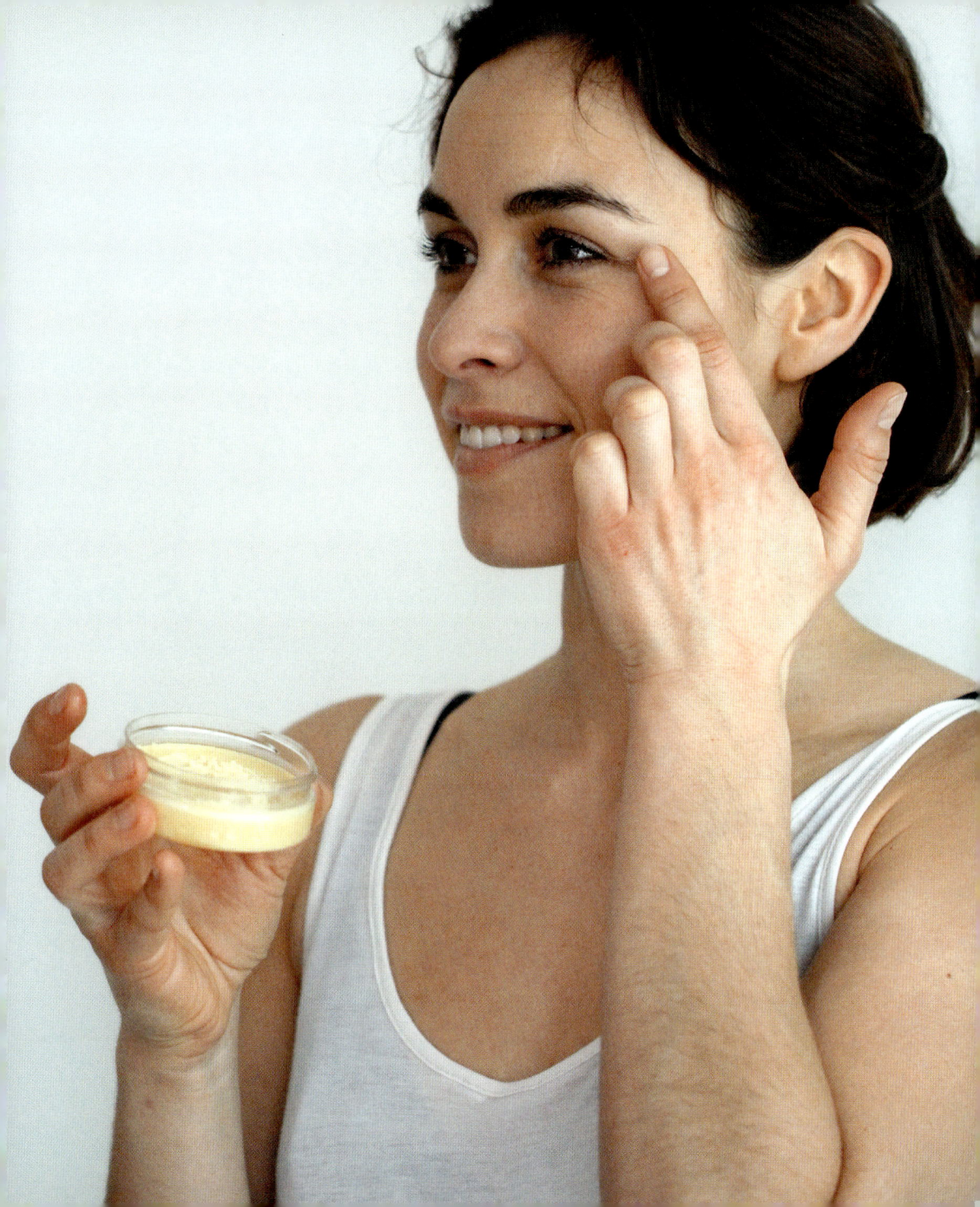

Reichhaltige

KOKOS-SHEA-AUGENCREME

Eine wohltuend nährende Creme zum wirksamen Glätten von Augenfältchen. Die Mischung aus Kokosöl, Karottenwasser und Arnikaöl wirkt beruhigend und sorgt für eine glatte, erfrischte Augenpartie.

10 g Kokosöl

3 g Sheabutter

5 g pflanzlicher Emulgator oder emulgierendes Wachs

2 ml Arnikaöl

25 ml Karotten-Hydrolat

30 Tropfen ätherisches Öl der Wahl

2 Tropfen natürliches Vitamin-E-Öl

2 Tropfen Cosgard

10 Tropfen *Fleurs d'Edelweiss*-Extrakt (wahlweise)

10 Tropfen pflanzliches Kollagen (wahlweise)

50-ml-Tiegel mit Schraubdeckel

HERSTELLUNG

Kokosöl, Sheabutter, den Emulgator und das Arnikaöl in eine Schüssel geben. Etwas heißes Wasser in einen flachen Topf füllen und die Schüssel in das Wasserbad stellen. Unter ständigem Rühren auf kleiner Flamme sanft erwärmen, jedoch nicht zum Kochen bringen. Die Schüssel aus dem Wasserbad nehmen und das Hydrolat dazugeben. Die Zutaten kräftig verrühren, bis eine glatte Emulsion entsteht. Nach Belieben ein ätherisches Öl der Wahl sowie Vitamin-E-Öl und Cosgard dazugeben. Falls gewünscht, die pflegenden Wirkstoffe *Fleurs d'Edelweiss-Extrakt* und pflanzliches Kollagen ergänzen. Alle Zutaten noch einmal gut verrühren und die Creme in den Tiegel füllen. Vor der Verwendung bei Zimmertemperatur abkühlen lassen.

ANWENDUNG

Diese Augencreme können Sie morgens und/oder abends verwenden. Dazu eine kleine Menge sanft auf die gereinigte Augenpartie auftragen.

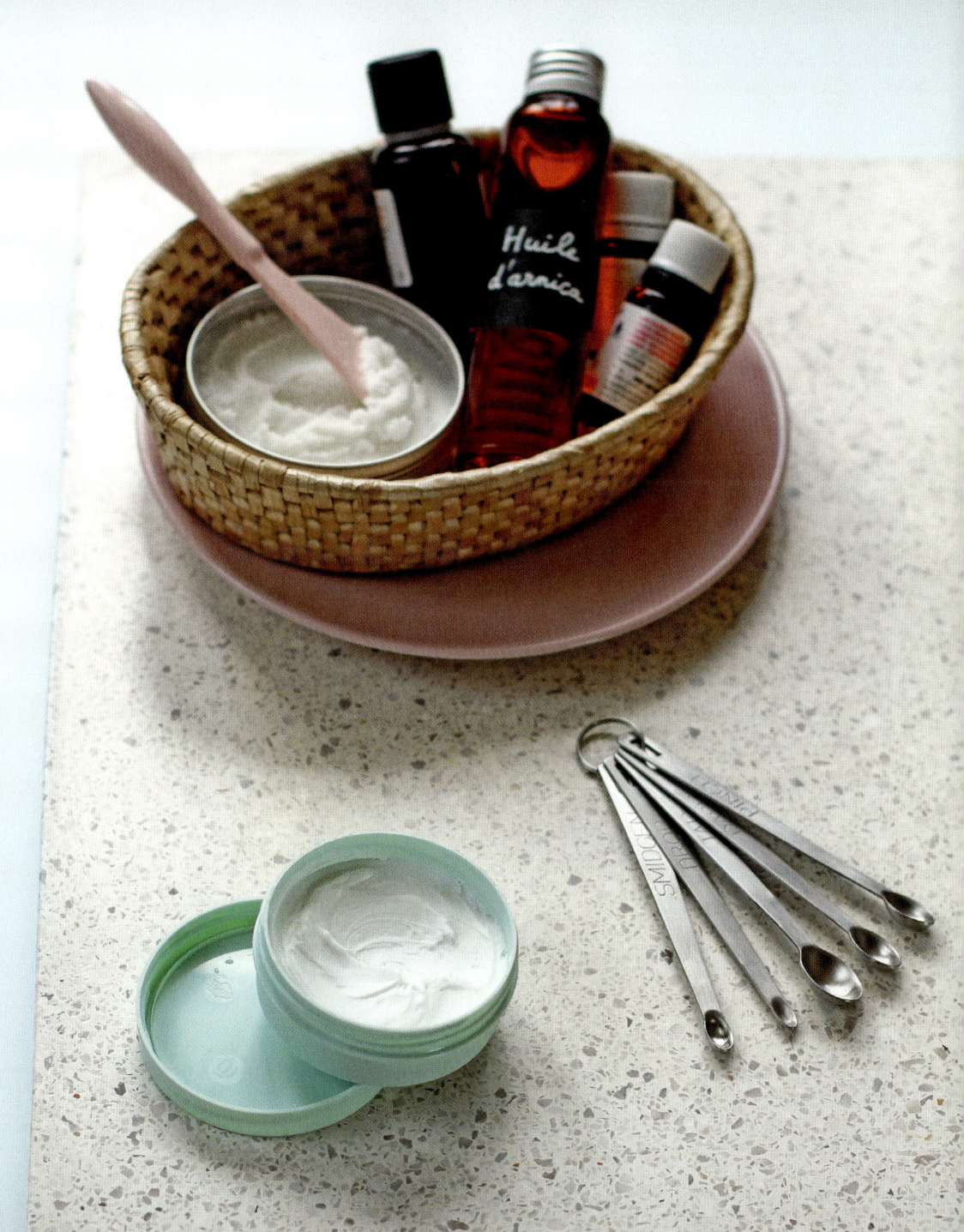

AFTERSHAVE-CREME 2 IN 1

Ein 2-in-1-Produkt eignet sich besonders für Männer, die auf unkomplizierte, aber dennoch effektive Kosmetikprodukte stehen. Diese Creme ist Aftershave und Tagescreme in einem. Cistrosen-Hydrolat regt die Zellregeneration an die perfekte Pflege nach der Rasur für eine glatte, geschmeidige Haut.

10 g Kokosöl

5 g emulgierendes Wachs oder pflanzlicher Emulgator

5 ml Jojobaöl

25 ml Cistrosen-Hydrolat

10 Tropfen ätherisches Zitronen-Öl

2 Tropfen natürliches Vitamin-E-Öl

20 Tropfen Cosgard

50-ml-Tiegel mit Schraubdeckel

HERSTELLUNG

Kokosöl, den Emulgator und Jojobaöl in eine Schüssel geben. Etwas heißes Wasser in einen flachen Topf füllen und die Schüssel in das Wasserbad stellen. Unter ständigem Rühren auf kleiner Flamme sanft erwärmen, jedoch nicht zum Kochen bringen. Die Schüssel aus dem Wasserbad nehmen und das Hydrolat dazugeben. Die Zutaten kräftig verrühren, bis eine glatte Emulsion entsteht. Anschließend Zitronen- sowie Vitamin-E-Öl und Cosgard dazugeben. Die Creme noch einmal gut verrühren, in den Tiegel füllen und bei Zimmertemperatur abkühlen lassen.

ANWENDUNG

Diese Allround-Creme für Männer kommt nach der Rasur zum Einsatz, kann aber auch zur täglichen Gesichtspflege verwendet werden. Dafür eine kleine Menge mit kreisenden Bewegungen auf das Gesicht auftragen, dabei die zarte Augenpartie aussparen.

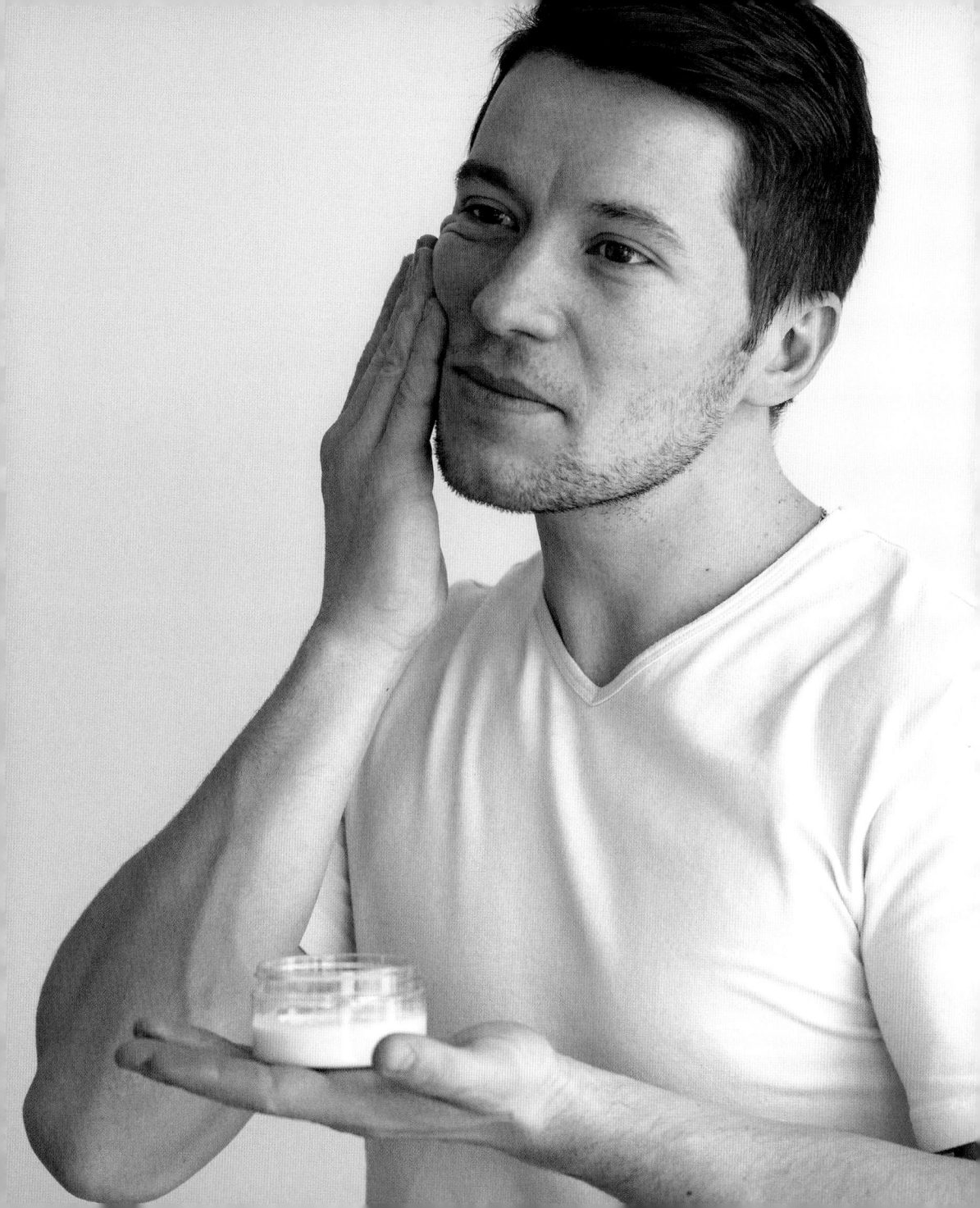

FEUCHTIGKEITSSPRAY
für seidig weiches Haar

Das Feuchtigkeit spendende Spray mit Kokosöl sorgt für seidig weiches Haar. Die Kombination des natürlichen Beauty-Elixiers mit pflanzlichem Glycerin und Kamillen-Hydrolat verleiht Ihrem Haar Glanz und neue Spannkraft.

4 g Kokosöl

90 ml Kamillen-Hydrolat oder Mineralwasser

5 g Glycerin, pflanzlich

4 Tropfen Cosgard

40 Tropfen ätherisches Öl der Wahl (falls gewünscht)

100-ml-Pumpspender

HERSTELLUNG

Kokosöl in eine Schüssel geben. Etwas heißes Wasser in einen flachen Topf füllen und die Schüssel in das Wasserbad stellen. Unter ständigem Rühren auf kleiner Flamme sanft erwärmen, jedoch nicht zum Kochen bringen. Die Schüssel aus dem Wasserbad nehmen, Hydrolat, Glycerin, Cosgard und nach Belieben ätherisches Öl dazugeben. Die Zutaten kräftig verrühren, auf Zimmertemperatur abkühlen lassen und in den Pumpspender füllen.

ANWENDUNG

Das Feuchtigkeitsspray auf der gesamten Haarlänge, jedoch nicht auf den Haarwurzeln verteilen. Pro Anwendung 3- bis 4-mal auf das feuchte oder trockene Haar sprühen. Ist das Kokosöl fest geworden, den Spender vor dem Gebrauch kurz unter warmes Wasser halten.

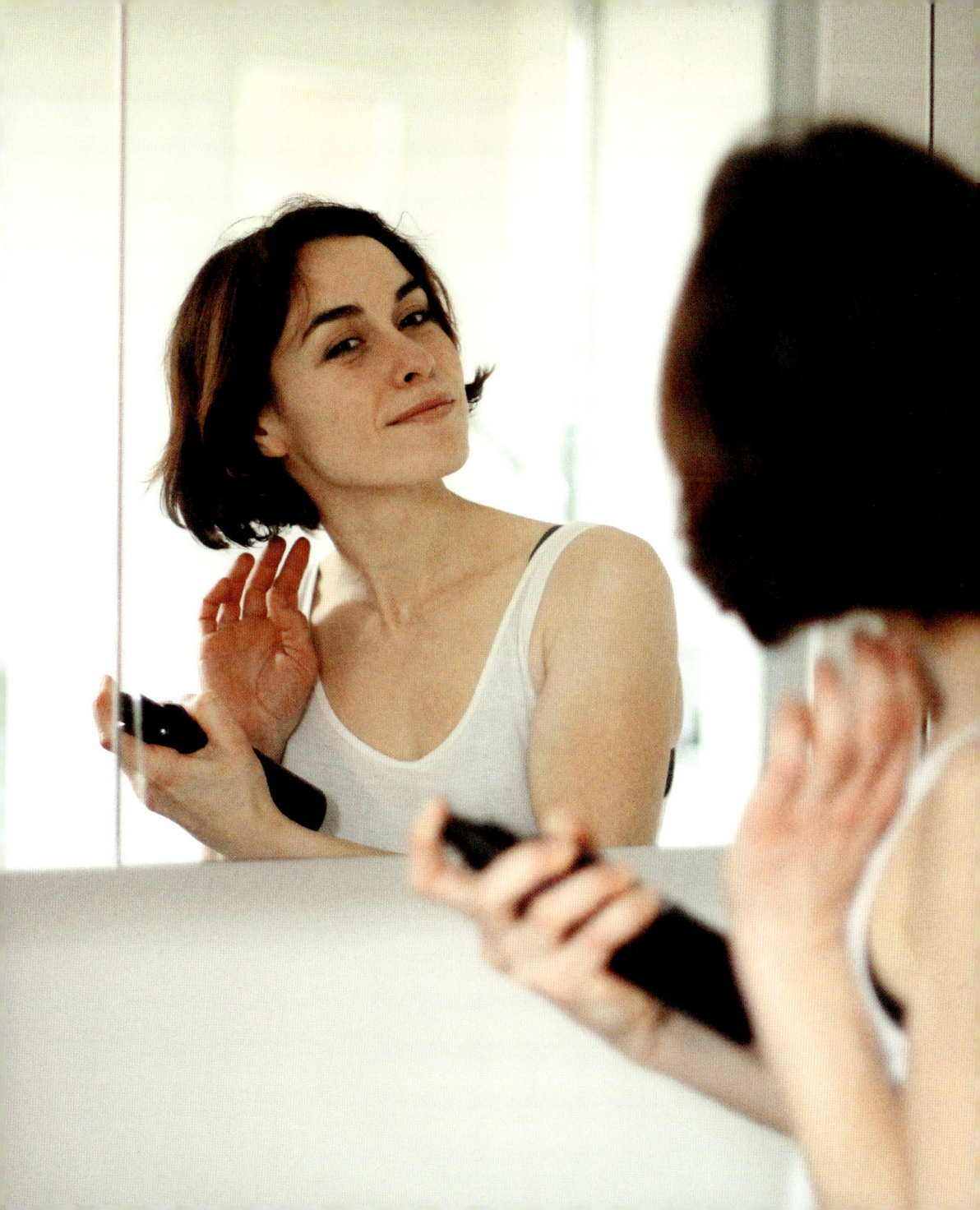

KOKOS-ZITRONEN-BALSAM
für trockene Haarspitzen

Dieser zitronig frische Balsam pflegt trockene und gespaltene Haarspitzen optimal. Kokosöl, Bienenwachs und Rizinusöl nähren Ihr Haar und verleihen ihm neuen Glanz. Die natürlichen pflanzlichen Öle schützen die Haarspitzen und wirken so vorbeugend gegen Spliss. Keratin oder Seidenprotein verstärken den pflegenden Effekt.

35 g Kokosöl

7 ml Rizinusöl

5 g Bienenwachs oder pflanzliches Wachs der Wahl

10 Tropfen Keratin oder Seidenprotein

40 Tropfen ätherisches Zitronen-Öl

5 Tropfen natürliches Vitamin-E-Öl

50-ml-Tiegel mit Schraubdeckel

HERSTELLUNG

Kokosöl, Rizinusöl und Bienenwachs in eine Schüssel geben. Etwas heißes Wasser in einen flachen Topf füllen und die Schüssel in das Wasserbad stellen. Unter ständigem Rühren auf kleiner Flamme sanft erwärmen, jedoch nicht zum Kochen bringen. Die Schüssel aus dem Wasserbad nehmen, Keratin oder Seidenprotein sowie ätherisches Zitronen-Öl und Vitamin-E-Öl dazugeben. Alle Zutaten gut verrühren, den Balsam in den Tiegel füllen und 20 Minuten in den Kühlschrank stellen.

ANWENDUNG

Täglich eine kleine Menge Balsam in trockene Haarspitzen oder Spliss einmassieren. Nicht auswaschen.

Tipp: Den pflegenden Anti-Spliss-Balsam können Sie auch etwas großzügiger auf das gesamte Haar auftragen und über Nacht einwirken lassen. Nicht direkt auf die Kopfhaut geben. Anschließend die Haare 2-mal waschen.

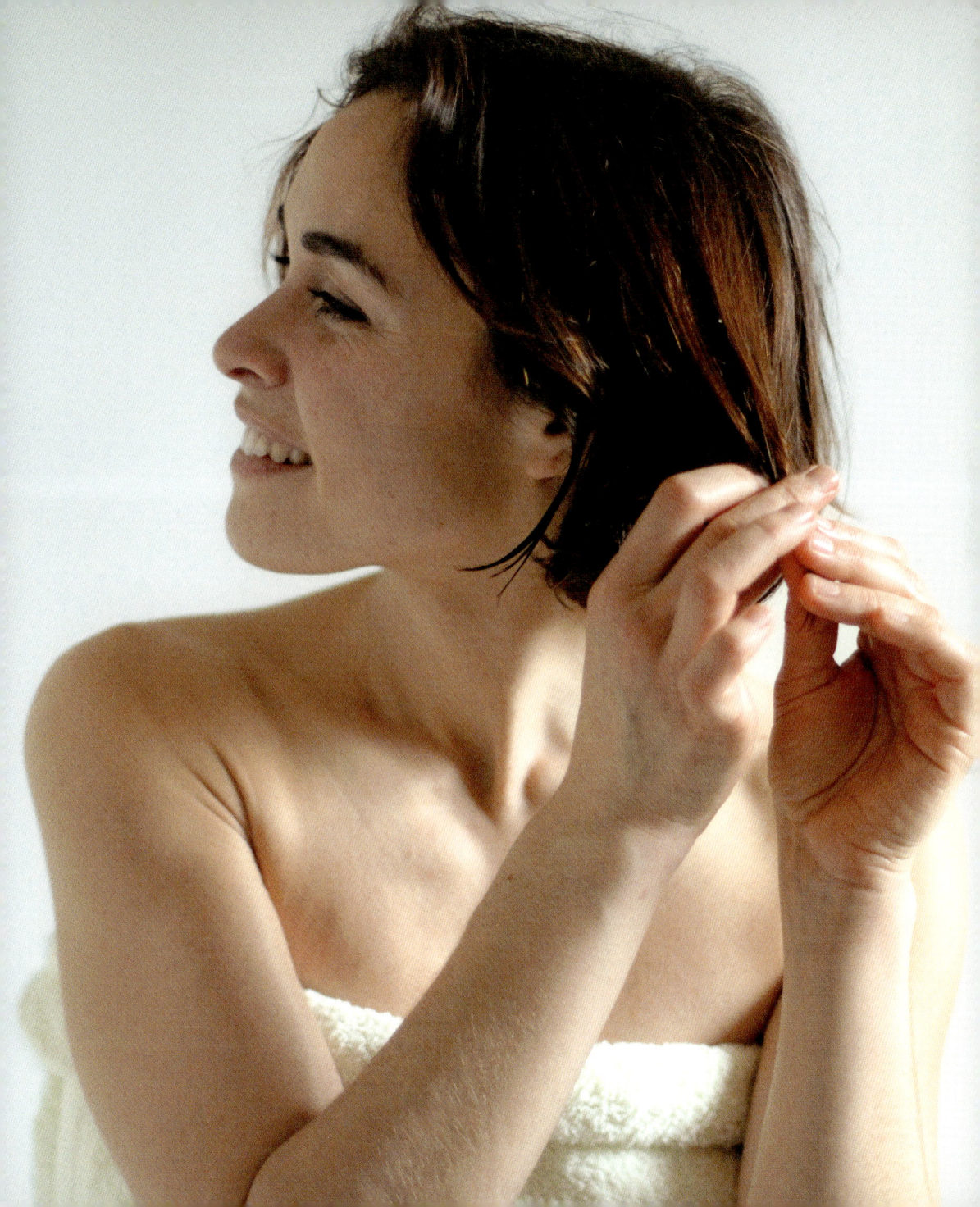

KOKOS-MANDEL-HAARMASKE

Mit dieser reichhaltigen Pflegemaske aus Kokos- und Rizinusöl sowie natürlichem Mandel-Extrakt wird Ihr Haar kräftig und glänzend. Die wertvollen Öle verbessern die Kämmbarkeit und das Faserprotein Keratin stärkt die Haarfaser für mehr Elastizität und neue Sprungkraft.

10 g Kokosöl

5 g pflanzlicher Emulgator

2 ml Rizinusöl

30 ml Mineralwasser oder ein Hydrolat der Wahl

25 Tropfen natürlicher Mandel-Extrakt

6 Tropfen Keratin

50-ml-Tiegel mit Schraubdeckel

HERSTELLUNG

Kokosöl, Emulgator und Rizinusöl in eine Schüssel geben. Etwas heißes Wasser in einen flachen Topf füllen und die Schüssel in das Wasserbad stellen. Unter ständigem Rühren auf kleiner Flamme sanft erwärmen, bis sich der Emulgator vollständig aufgelöst hat und eine homogene Mischung entsteht. Die Zutaten jedoch nicht zu stark erhitzen. Die Schüssel aus dem Wasserbad nehmen, Mineralwasser oder Hydrolat dazugeben und zu einer glatten Emulsion verrühren. Mandel-Extrakt und Keratin hinzufügen noch einmal gut verrühren. Die Haarmaske vor der Verwendung 30 Minuten lang auskühlen lassen und anschließend auf dem gesamten Haar verteilen.

ANWENDUNG

Die Pflegemaske auf das handtuchtrockene Haar geben und 1 Stunde einwirken lassen. So können die Wirkstoffe gut in die Haarfaser eindringen. Ihr Haar wird seidenweich und glänzend. Anschließend die Haare mit einem milden Shampoo waschen.

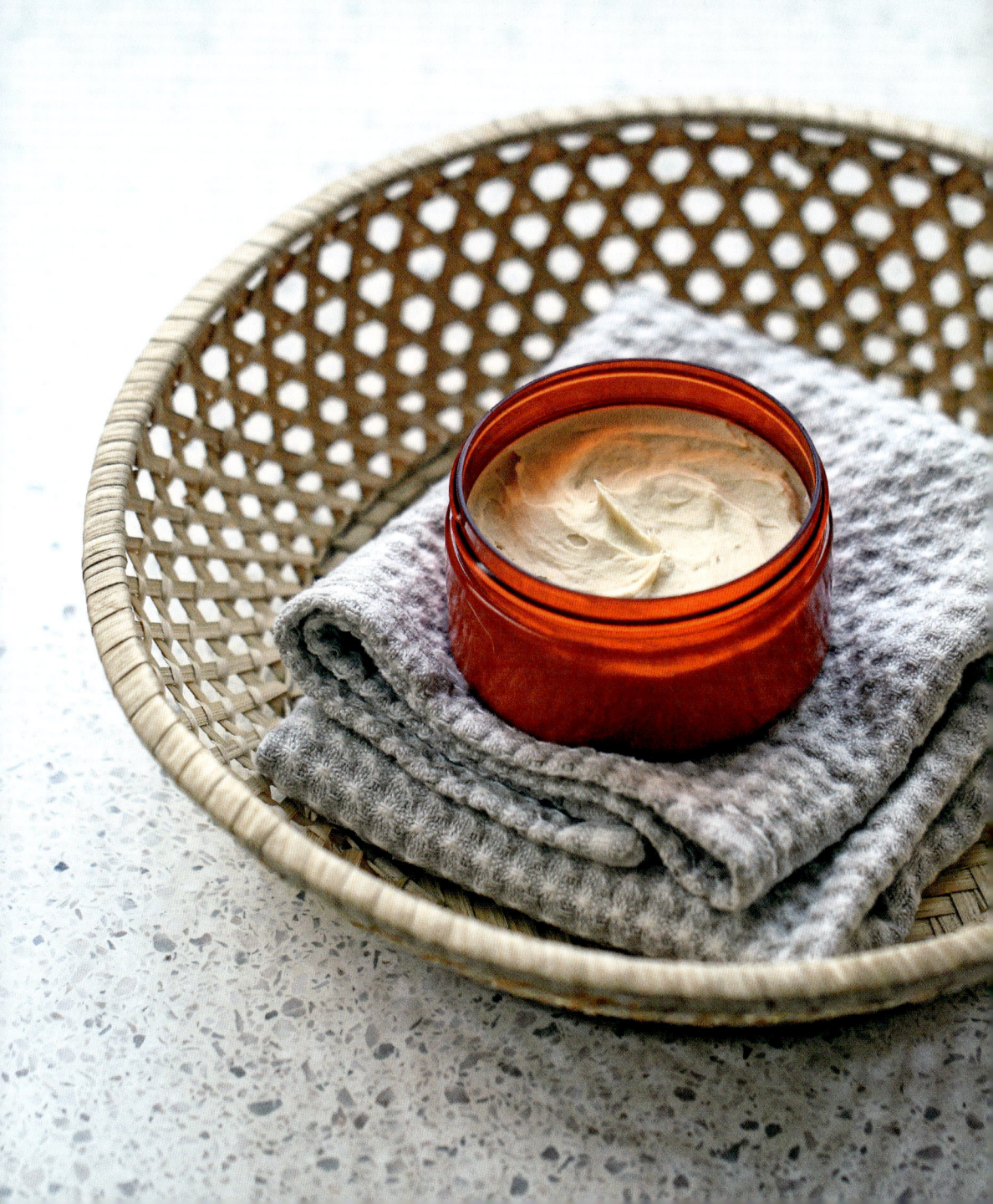

SCHNELLE MASKE
für glänzendes Haar

Eine einfache und schnell hergestellte Maske für glänzendes, von Grund auf gepflegtes Haar. Kokos- und Mandelöl regenerieren die Haarfasern und machen sie seidenweich. Mandelöl ist vor allem bei trockenem, sprödem Haar ideal.

3 EL Kokosöl

1 EL Mandelöl

3 g Glycerin, pflanzlich

15 Tropfen Keratin (wahlweise)

50-ml-Tiegel mit Schraubdeckel

HERSTELLUNG

Kokosöl und Mandelöl in eine Schüssel geben. Etwas heißes Wasser in einen flachen Topf füllen und die Schüssel in das Wasserbad stellen. Unter ständigem Rühren auf kleiner Flamme sanft erwärmen, jedoch nicht zum Kochen bringen. Die Schüssel aus dem Wasserbad nehmen, das pflanzliche Glycerin und nach Belieben Keratin dazugeben. Die Zutaten noch einmal gut verrühren und vor der Verwendung ab-kühlen lassen.

Tipps: Um die regenerierende Wirkung dieser Haarmaske zu verstärken, können Sie 1 Esslöffel eines ayurvedischen Haarpflegepulvers Ihrer Wahl dazugeben.
Für eine besonders homogene Konsistenz und ein erleichter-tes Auftragen geben Sie noch 1 Esslöffel Kokosöl hinzu.

ANWENDUNG

Die Maske auf das handtuchtrockene Haar geben und 30 Minuten bis 1 Stunde einwirken lassen. So können die Wirkstoffe gut in die Haarfaser eindringen. Ihr Haar wird seidenweich und glänzend. Anschließend die Haare 2-mal mit einem milden Shampoo waschen.

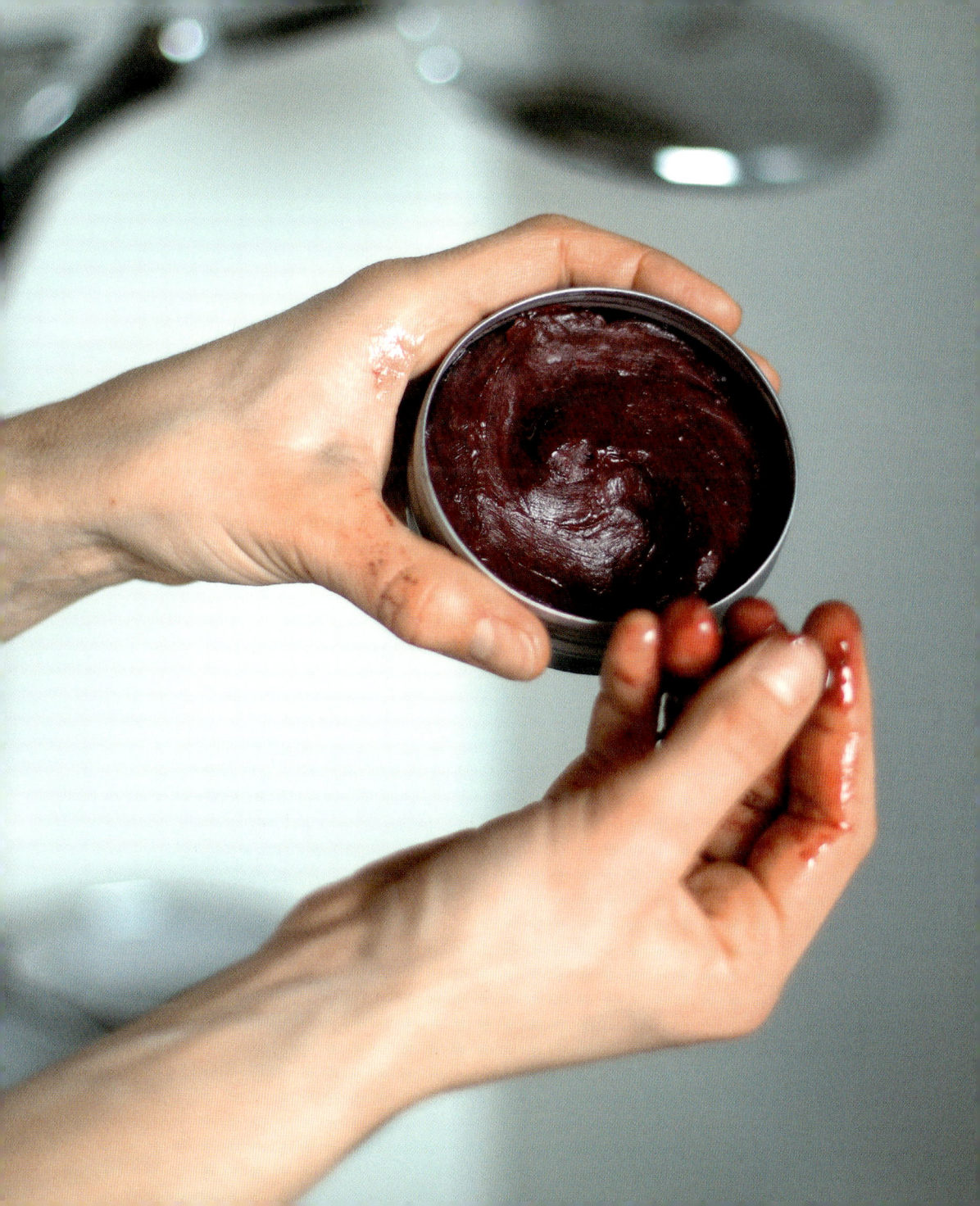

HAARSEIFE
für Extra-Glanz

Diese Haarseife erfrischt Ihr Haar und macht es seidig weich. Kokosöl zaubert Glanz und Geschmeidigkeit in stumpfes, müdes Haar. Ätherisches Grapefruit-Öl wirkt revitalisierend sowie gegen Haarausfall. Das perfekte Shampoo für natürlich schönes Haar!

60 g SCI (*Sodium Cocoyl Isethionate***)**

12 ml Mineralwasser oder ein Hydrolat der Wahl

7 g Kokosöl

5 g Sheabutter

2 g Bienenwachs oder pflanzliches Wachs der Wahl (falls erwünscht)

30 Tropfen ätherisches Grapefruit-Öl

3 g Glycerin, pflanzlich

10 Tropfen Keratin oder Seidenprotein (wahlweise)

Seifengießform aus PET oder Muffinform aus Silikon

HERSTELLUNG

Das sehr feine Tensidpulver (SCI) vorsichtig in eine Schüssel geben und behutsam mit dem Mineralwasser verrühren, dabei starke Schaumbildung vermeiden. Kokosöl, Sheabutter und Bienenwachs hinzufügen. Etwas heißes Wasser in einen flachen Topf füllen und die Schüssel in das Wasserbad stellen. Die Zutaten auf kleiner Flamme sanft erwärmen und sehr vorsichtig verrühren, bis eine homogene Mischung entsteht. Die Schüssel aus dem Wasserbad nehmen, ätherisches Grapefruit-Öl, pflanzliches Glycerin und nach Belieben Keratin oder Seidenprotein dazugeben. Die Zutaten noch einmal gut verrühren und in eine Form füllen. Die Oberfläche des Shampoo-Stücks mit den Fingern glatt streichen und 1 Stunde kühl stellen. Die Haarseife bis zur Verwendung mindestens 48 Stunden aushärten lassen.

ANWENDUNG

Die Haarseife unter der Dusche mit beiden Händen anschäumen und den Schaum mit kreisenden Bewegungen in das gesamte Haar einmassieren. Einige Minuten einwirken lassen und gründlich ausspülen.

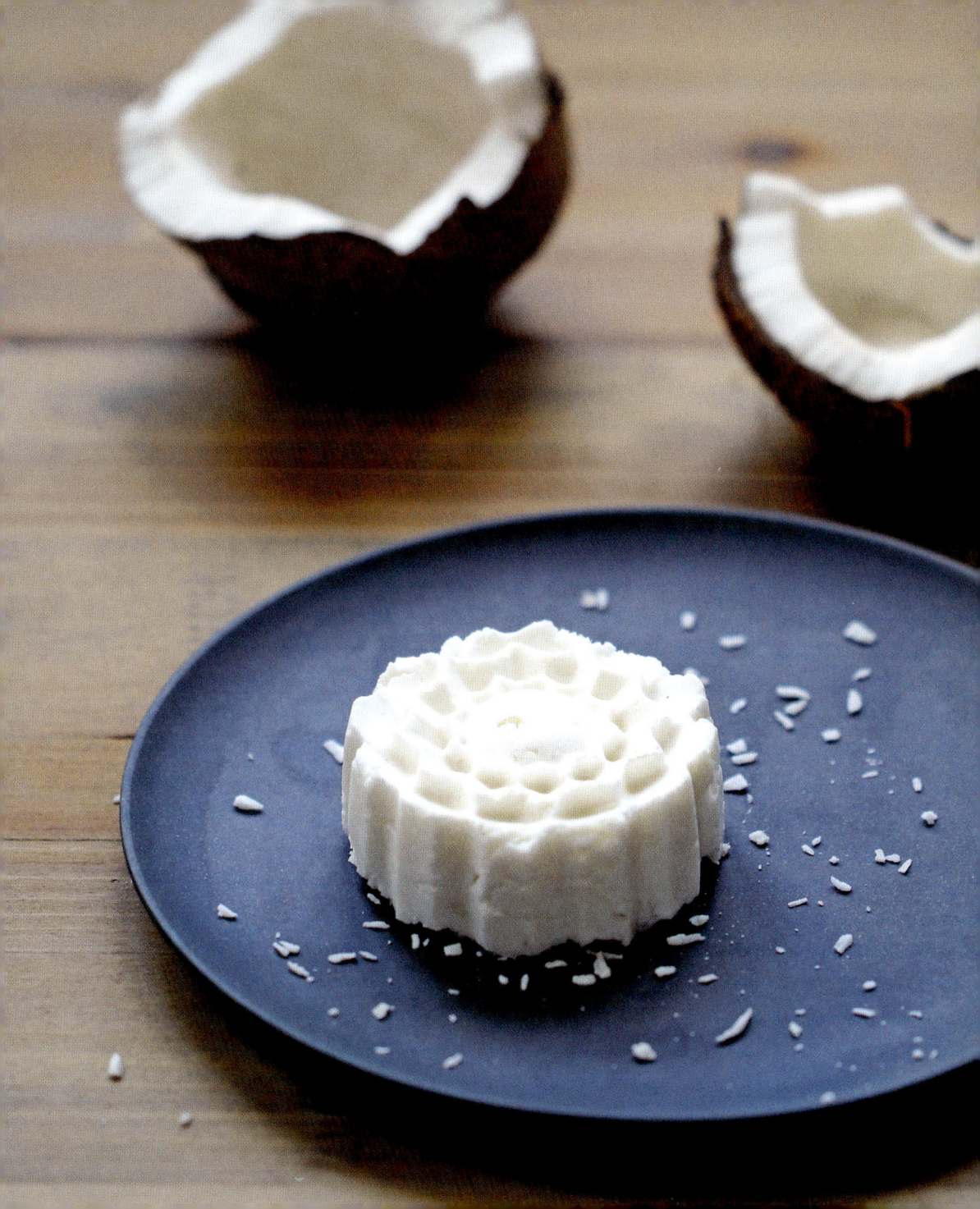

HENNA-HAARSEIFE

Die pflegende Henna-Haarseife verleiht Ihrem Haar mehr Leuchtkraft und schützt es optimal. Die Kombination von nährendem Kokosöl und Henna ist ein echter Knüller in der natürlichen Haarkosmetik, denn Henna ist das Beauty-Talent für geschmeidiges, kräftiges und fülliges Haar.

60 g SCI (*Sodium Cocoyl Isethionate*)

10 ml Mineralwasser oder ein Hydrolat der Wahl

12 g Kokosöl

2 g Bienenwachs oder pflanzliches Wachs der Wahl

6 g farbloses oder farbiges Hennapulver (je nach gewünschtem Effekt)

3 g Glycerin, pflanzlich

10 Tropfen Keratin oder Seidenprotein

50 Tropfen ätherisches Öl der Wahl

Seifengießform aus PET oder Muffinform aus Silikon

HERSTELLUNG

Das sehr feine Tensidpulver (SCI) vorsichtig in eine Schüssel geben und behutsam mit dem Mineralwasser verrühren, dabei starke Schaumbildung vermeiden. Kokosöl, Bienenwachs und Hennapulver hinzufügen. Etwas heißes Wasser in einen flachen Topf füllen und die Schüssel in das Wasserbad stellen. Die Zutaten auf kleiner Flamme sanft erwärmen und vorsichtig verrühren, bis eine homogene Mischung entsteht. Die Schüssel aus dem Wasserbad nehmen, pflanzliches Glycerin, nach Belieben Keratin oder Seidenprotein und das ätherische Öl dazugeben. Die Zutaten noch einmal gut verrühren und in eine Form füllen. Die Oberfläche des Shampoo-Stücks mit dem Finger glatt streichen und 1 Stunde kühl stellen. Die Haarseife bis zur Verwendung mindestens 48 Stunden aushärten lassen.

ANWENDUNG

Die Haarseife unter der Dusche mit beiden Händen anschäumen und den Schaum auf die angefeuchtete Kopfhaut geben. Mit kreisenden Bewegungen in das gesamte Haar einmassieren. Einige Minuten einwirken lassen und gründlich ausspülen.

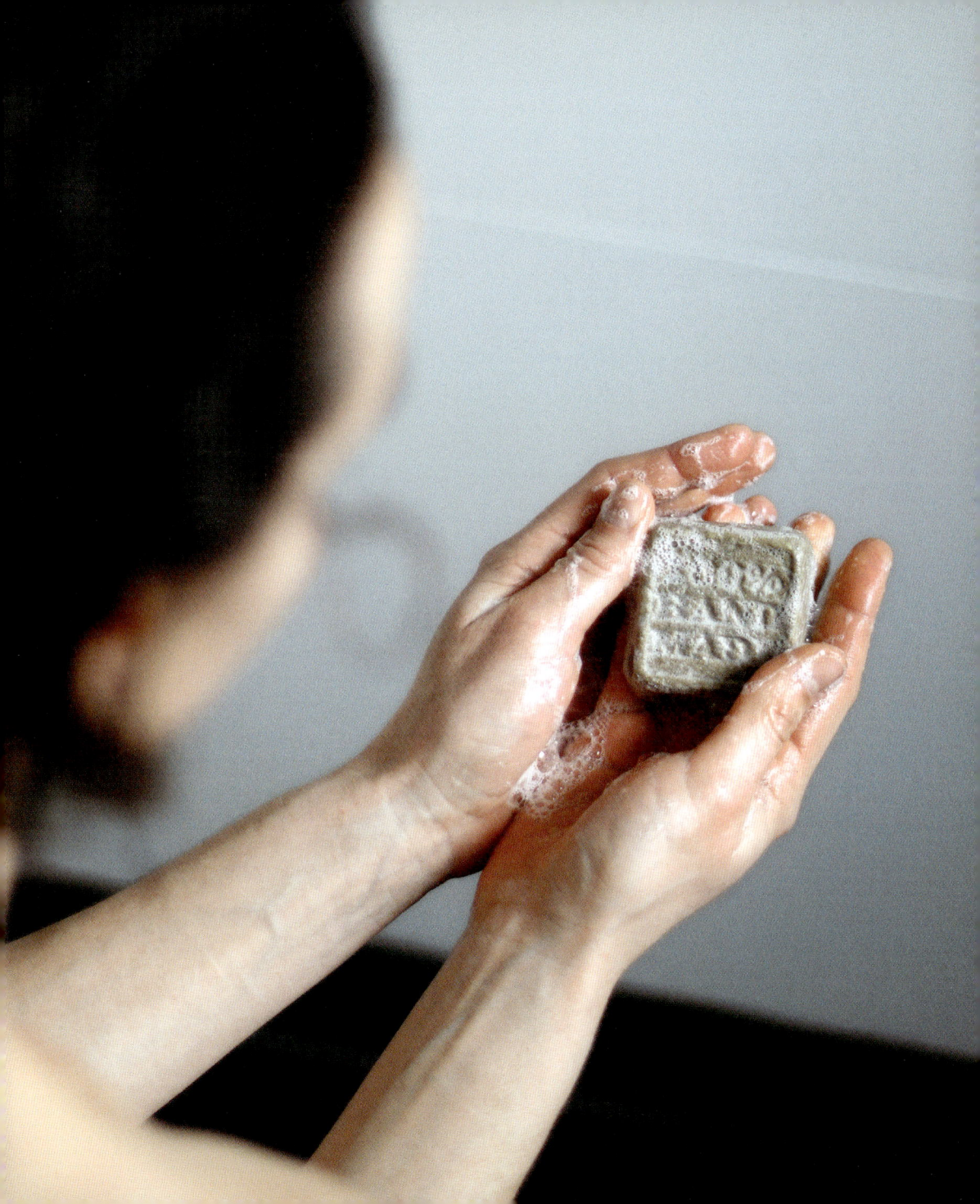

PFLANZENÖL-SHAMPOO
für die ganze Familie

Ein kinderleichtes Rezept für ein maßgeschneidertes Shampoo – auf der Grundlage einer neutralen Waschbasis. Ihr Haar wird geschmeidig-locker! Mit dieser neutralen Waschbasis können Sie im Handumdrehen ein Shampoo herstellen, das rein pflanzliche Öle und andere kostbare Wirkstoffe enthält. Dieses flüssige Pflanzenöl-Shampoo ist der Hit für die ganze Familie.

150 g neutrale Waschbasis, 100 % pflanzlich (Base Lavante Neutre Bio **oder** Sodasan Liquid Sensitive**)**

35 ml Base Consistance **oder** Mousse de Babassu

4 g Kokosöl

3 g Glycerin, pflanzlich

25 Tropfen Keratin

20 Tropfen Provitamin B$_5$ (D-Panthenol)

40 Tropfen ätherisches Öl der Wahl

2 g reines Aloe vera**-Gel (wahlweise)**

200-ml-Kunststoffflasche mit Klappverschluss

HERSTELLUNG

Die neutrale Waschbasis und das flüssige Tensid in eine Schüssel geben. Das Tensid macht die Mischung dickflüssiger und sorgt dafür, dass sie gut schäumt. Das zuvor im Wasserbad erwärmte und geschmolzene Kokosöl hinzufügen. Die Zutaten gut verrühren, pflanzliches Glycerin, Keratin, Provitamin B5, das ätherische Öl und nach Belieben Aloe vera-Gel – für eine noch stärker aufbauende Wirkung – dazugeben. Das gebrauchsfertige Shampoo mithilfe eines Trichters in die Kunststoffflasche füllen.

ANWENDUNG

Das Shampoo auf dem feuchten Haar verteilen, die Haare wie gewohnt waschen und mit klarem Wasser ausspülen.

Tipp: Ist das Kokosöl fest geworden, die Flasche einfach unter warmes Wasser halten und kräftig schütteln, damit sich die Öle wieder gut vermischen.

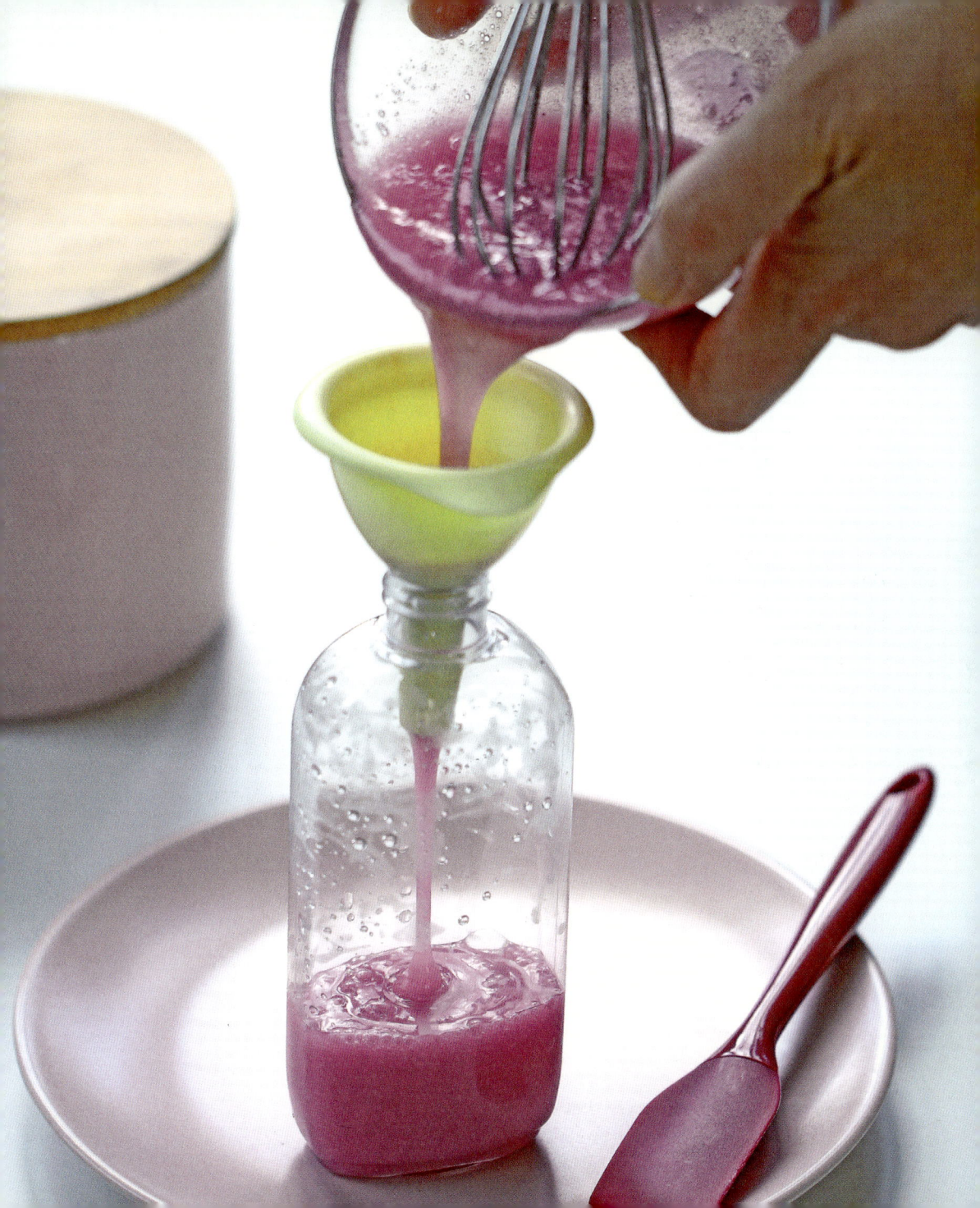

KOKOS-SHEA-BODY-SCRUB
zum Genießen

Dieses schnelle Körperpeeling mit Kokosöl und Sheabutter macht Ihre Haut samtig weich und herrlich glatt. Rohrzucker sorgt für einen sanften Peelingeffekt. Verwöhnen Sie sich mit zart-bitterem Kakaoaroma und genießen Sie entspannte Momente unter der Dusche.

15 g Kokosöl

10 g Sheabutter

5 ml Mandelöl

80 g brauner Rohrzucker

1 TL Rohkakaopulver

30 Tropfen natürlicher Mandel-Extrakt (wahlweise)

4 Tropfen natürliches Vitamin-E-Öl

120-ml-Tiegel mit Schraubdeckel oder kleine Einmachgläser

HERSTELLUNG

Kokosöl, Sheabutter und Mandelöl in eine Schüssel geben. Etwas heißes Wasser in einen flachen Topf füllen und die Schüssel in das Wasserbad stellen. Unter ständigem Rühren auf kleiner Flamme sanft erwärmen, jedoch nicht zum Kochen bringen. Die Schüssel aus dem Wasserbad nehmen und etwa 10 Minuten abkühlen lassen, bis die Mischung etwas dickflüssiger wird. Rohrzucker, Kakaopulver, nach Belieben Mandel-Extrakt sowie Vitamin-E-Öl dazugeben und die Zutaten gut verrühren. Die Peelingmasse in den Tiegel oder in kleine Einmachgläser füllen und 15 Minuten abkühlen lassen.

ANWENDUNG

Das Körperpeeling unter der Dusche mit kreisenden Bewegungen auf die feuchte Haut geben und sanft einmassieren. Anschließend gründlich mit Wasser abspülen.

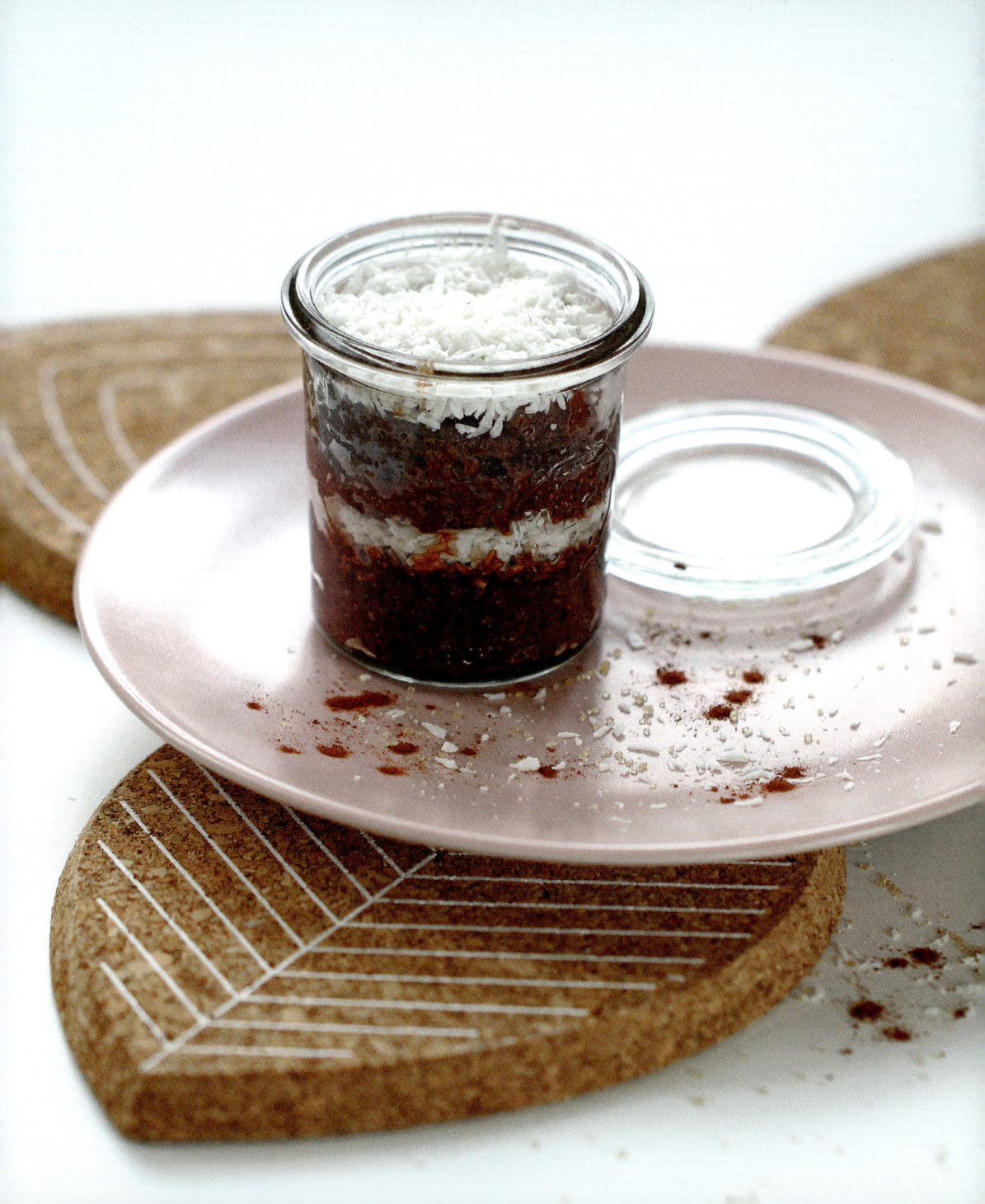

Schnelles

KAFFEE-KÖRPERPEELING

Ein einfaches Körperpeeling für wunderbar glatte Haut! Getrockneter Kaffeesatz hat einen natürlichen Peelingeffekt und feuchtigkeitsspendendes Kokosöl rundet dieses schnelle Pflegeprogramm ab. Abgestorbene Hautschüppchen werden sanft entfernt und Ihre Haut wird wieder strahlend schön.

30 g Kokosöl

10 ml Mandelöl

30 g getrockneter Kaffeesatz

20 Tropfen ätherisches Öl der Wahl

HERSTELLUNG

Kokos- und Mandelöl in eine Schüssel geben. Die Schüssel ins Wasserbad stellen und die Zutaten unter ständigem Rühren einige Minuten erwärmen. Die Schüssel aus dem Wasserbad nehmen, den Kaffeesatz und das ätherische Öl hinzufügen. Alle Zutaten gut verrühren und das Peeling vor der Verwendung einige Minuten abkühlen lassen.

ANWENDUNG

Dieses einfache Körperpeeling wird gleich nach der Fertigstellung der Rezeptur verwendet. Unter der Dusche auf die feuchte Haut auftragen und mit kreisenden Bewegungen einmassieren. Anschließend gründlich mit Wasser abspülen.

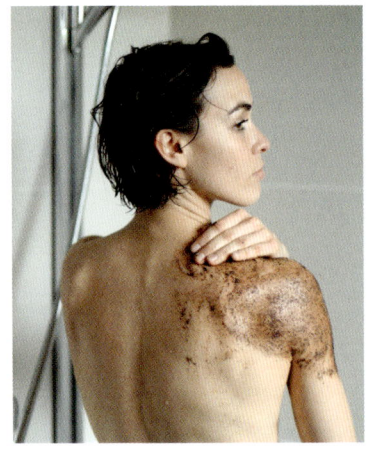

INTENSIVPFLEGE
für trockene Hände

Im Winter schützt der nährende Pflegebalsam Ihre Hände optimal vor der Kälte. Reich an Kokosöl, Sheabutter, Kakaobutter und Honig, pflegt sie trockene, raue oder rissige Haut optimal – eine wohltuende Intensivpflege für angenehm weiche, gepflegte Hände.

15 g Kokosöl

4 ml Mandelöl

15 g Sheabutter

5 g Kakaobutter

2 g Bienenwachs oder pflanzliches Wachs der Wahl

½ TL Honig

3 g Glycerin, pflanzlich

30 Tropfen ätherisches Honig-Öl

15 Tropfen *Skin repair Bio* (wahlweise)

2 Tropfen natürliches Vitamin-E-Öl

50-ml-Tiegel mit Schraubdeckel

HERSTELLUNG

Kokosöl, Mandelöl, Sheabutter, Kakaobutter, Bienenwachs und Honig in eine Schüssel geben. Etwas heißes Wasser in einen flachen Topf füllen und die Schüssel in das Wasserbad stellen. Unter ständigem Rühren auf kleiner Flamme sanft erwärmen, jedoch nicht zum Kochen bringen. Die Schüssel aus dem Wasserbad nehmen, pflanzliches Glycerin, ätherisches Honig-Öl, nach Belieben *Skin repair Bio* und das Vitamin-E-Öl dazugeben. Alle Zutaten noch einmal gut verrühren und in den Tiegel füllen. Vor der Verwendung 20 Minuten in den Kühlschrank stellen.

ANWENDUNG

Die Hände in kreisenden Bewegungen mit dem Pflegebalsam einreiben und einwirken lassen. Im Kontakt mit den Händen schmilzt der Balsam sofort.

PALMAROSA-DEOSTICK
ohne Aluminiumsalze

Ein natürliches Deodorant ohne Aluminiumsalze ist ein Must-have für Ihre Gesundheit. Kokosöl, Natron und Maisstärke wirken unangenehmem Körpergeruch entgegen und Palmarosa, das ätherische Öl der Zitronengrasart, verwöhnt Sie mit blumigem Duft.

33 g Kokosöl

30 g Natron

20 g Maisstärke

15 g pflanzliches Wachs

30 Tropfen ätherisches Palmarosa-Öl (*Cymbopogon martinii*)

2 Tropfen natürliches Vitamin-E-Öl

Deostick-Behälter

HERSTELLUNG

Kokosöl, Natron, Stärke und pflanzliches Wachs in eine Schüssel geben. Etwas heißes Wasser in einen flachen Topf füllen und die Schüssel in das Wasserbad stellen. Unter ständigem Rühren auf kleiner Flamme sanft erwärmen, bis eine homogene Masse entsteht. Die Schüssel aus dem Wasserbad nehmen, das ätherische und das Vitamin-E-Öl dazugeben. Die Zutaten noch einmal gut verrühren, in einen Deostick-Behälter füllen und zum Aushärten 1 Stunde in den Kühlschrank stellen.

ANWENDUNG

Das Deodorant wie gewohnt unter den Achseln auftragen.

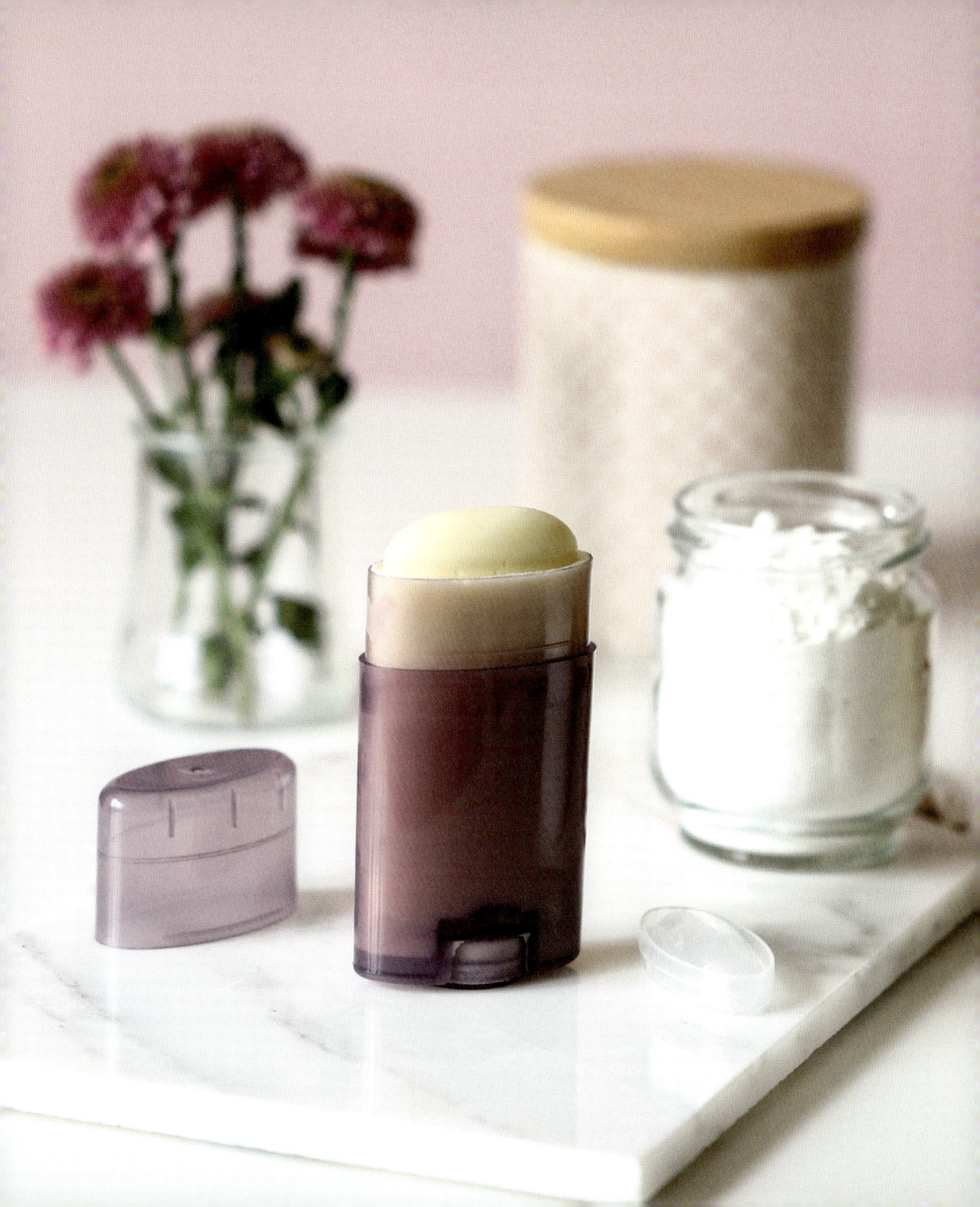

RÜCKFETTENDE KOKOSÖLSEIFE
mit rosa Heilerde

Diese extramilde Kokosölseife schmeichelt der Haut und spendet ihr wertvolle Feuchtigkeit. Rosa Heilerde fördert die natürliche Regeneration der Hautzelle und ist ideal für trockene und empfindliche Haut. Das perfekte Schönheitsteam für die ganze Familie!

80 g Seifenbasis *Melt and Pour*

20 g Kokosöl

5 ml Aprikosenkernöl

14 g rosa Heilerde

50 Tropfen ätherisches Öl der Wahl

3 Tropfen natürliches Vitamin-E-Öl

Seifengießform aus PET oder Muffinform aus Silikon

HERSTELLUNG

Seifenbasis, Kokosöl und Aprikosenkernöl in eine Schüssel geben. Etwas heißes Wasser in einen flachen Topf füllen und die Schüssel in das Wasserbad stellen. Die Zutaten darin schmelzen und vorsichtig verrühren, bis sich die Seifenbasis vollständig aufgelöst hat und eine homogene Masse entsteht. Die rosa Heilerde dazugeben und gut unterrühren. Die Schüssel aus dem Wasserbad nehmen, ätherisches Öl sowie Vitamin-E-Öl dazugeben. Alle Zutaten noch einmal gut verrühren und anschließend in eine Silikonform oder mehrere Seifenformen füllen. Die Seife 2 Stunden kühl stellen, aus der Form nehmen und mindestens 24 Stunden aushärten lassen.

ANWENDUNG

Die extramilde Seife für die ganze Familie können Sie täglich verwenden.

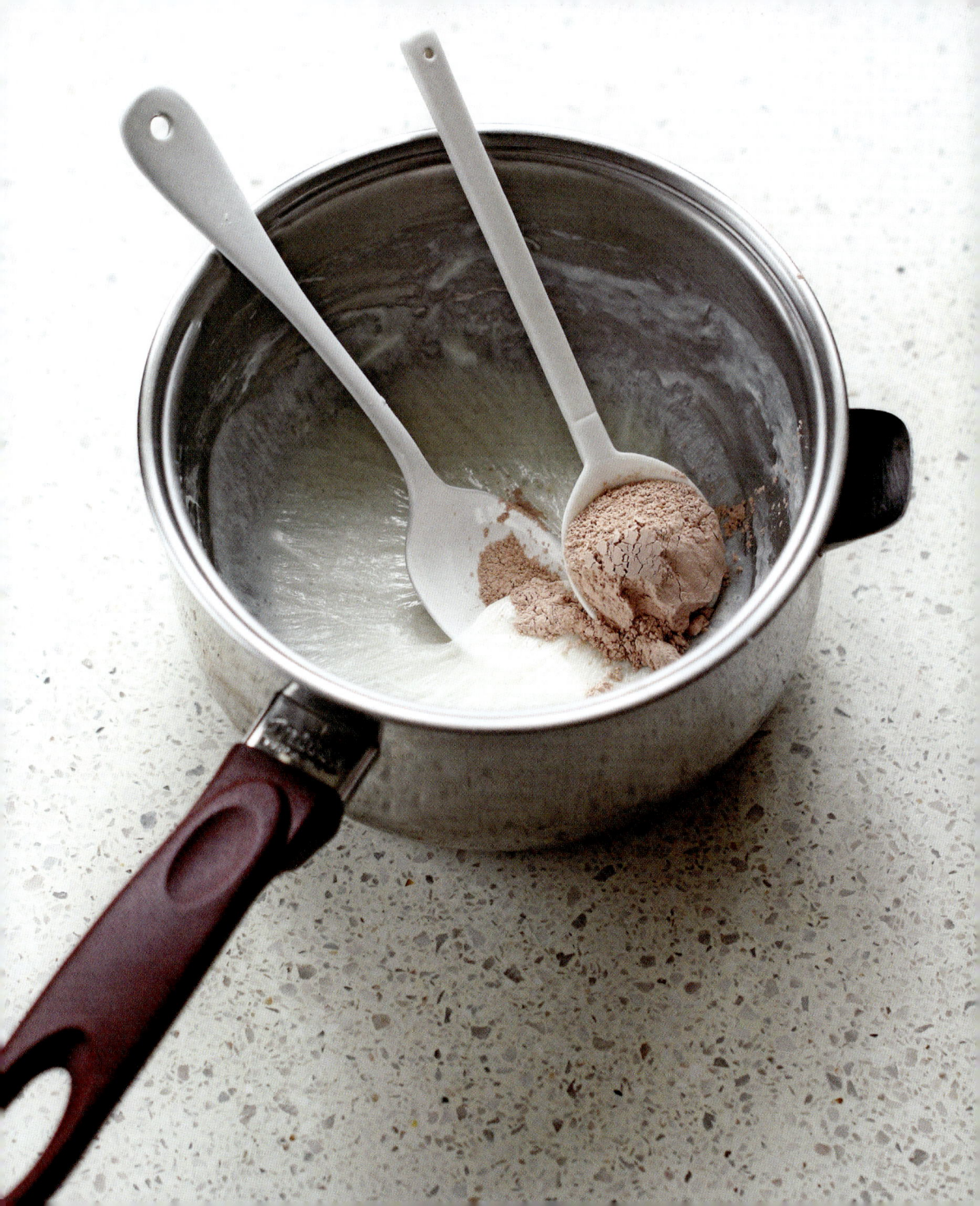

EXTRA CREMIGE KÖRPERBUTTER
mit fruchtigem Apfelkick

Eine pflegende, weiche Körperbutter mit leckerem Apfelduft. Natürliches Kokosöl, Aprikosenkernöl, Sheabutter und nährende Vitamine machen diese reichhaltige Körperpflege zu einem Verwöhnprogramm für trockene, empfindliche Haut.

60 g Kokosöl

30 ml Aprikosenkernöl

15 g Sheabutter

40 Tropfen ätherisches Apfel-Öl

20 Tropfen Provitamin B$_5$ (D-Panthenol) oder *Skin repair Bio*

10 Tropfen natürliches Vitamin-E-Öl

100-ml-Tiegel mit Schraubdeckel

HERSTELLUNG

Kokosöl, Aprikosenkernöl und Sheabutter in eine Schüssel geben. Etwas heißes Wasser in einen flachen Topf füllen und die Schüssel in das Wasserbad stellen. Die Zutaten darin schmelzen und vorsichtig verrühren, bis eine homogene Masse entsteht. Die Schüssel aus dem Wasserbad nehmen, das ätherische Apfel-Öl, Provitamin B$_5$ oder *Skin repair Bio* sowie Vitamin-E-Öl dazugeben. Alle Zutaten noch einmal gut verrühren und die Körperbutter in den Tiegel füllen. Bis zur Verwendung 30 Minuten in den Kühlschrank stellen.

Tipp: Für einen leichten Schimmereffekt können Sie 1 Teelöffel Perlglanzpigment Gold zu der Rezeptur geben.

ANWENDUNG

Die reichhaltige Körperbutter am besten nach dem Duschen oder Baden auf die leicht feuchte Haut auftragen. Im Kontakt mit der Haut schmilzt die Körperbutter sofort. Die ideale Pflege für trockene Hautpartien!

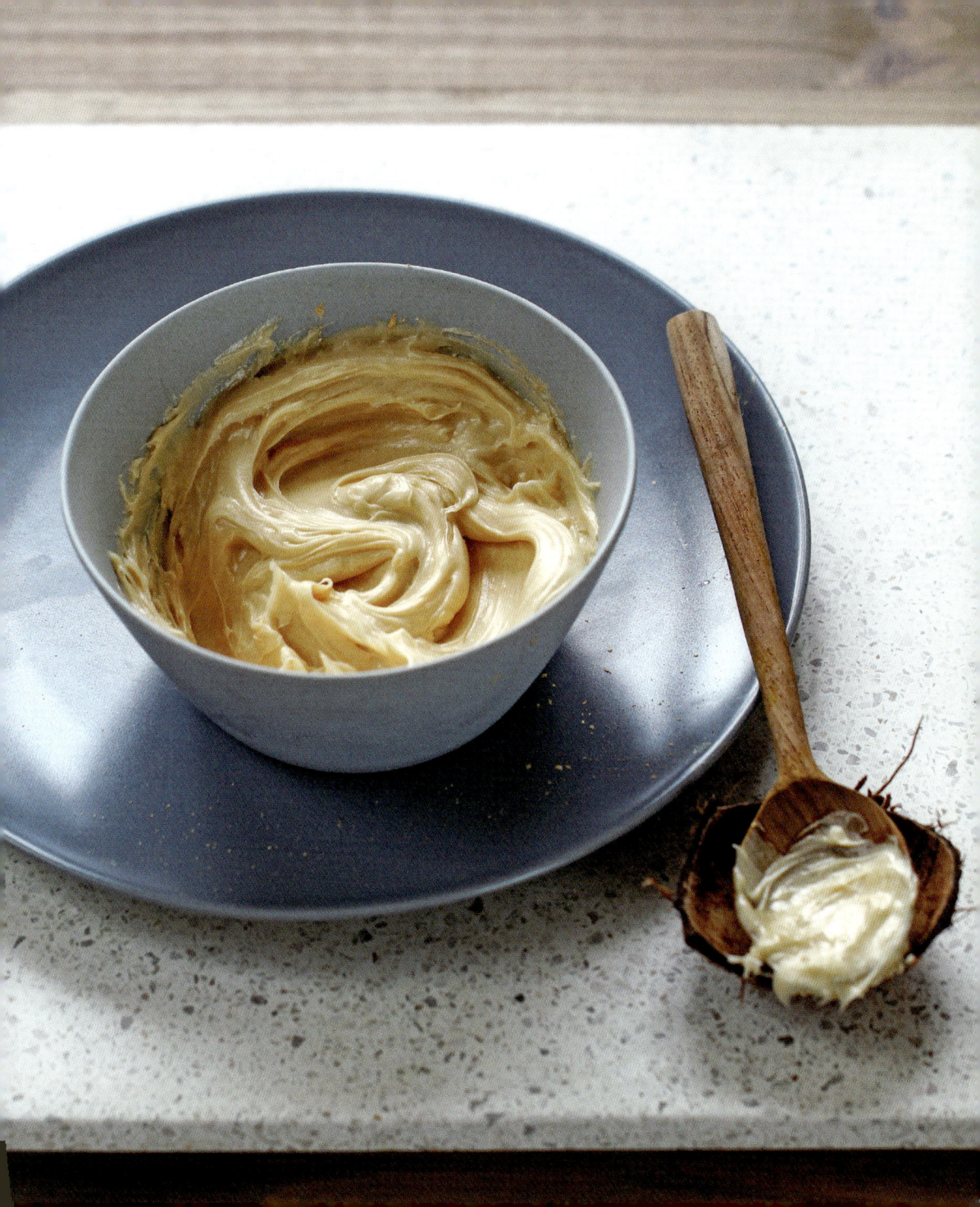

Zart schmelzende

BADEPRALINEN

Diese herrlichen Badepralinen mit edlem Kokosöl und Kakaobutter wirken pflegend und regenerierend zugleich. Hafermehl ergänzt die zart duftenden Badepralinen mit seinen beruhigenden, antioxidativen Eigenschaften und ist besonders für empfindliche oder gereizte Haut eine Wohltat. Ein wunderbarer Badezusatz, der Ihnen eine angenehm weiche, glatte Haut schenkt.

80 g Kokosöl

10 g Kakaobutter

10 g Bienenwachs oder pflanzliches Wachs der Wahl

10 g Hafermehl

50 Tropfen ätherisches Honig-Öl

4 Tropfen natürliches Vitamin-E-Öl

1 TL Perlglanzpigment Gold (wahlweise)

Seifengießformen aus PET oder Eiswürfel- bzw. Schokoladen-formen aus Silikon

HERSTELLUNG

Kokosöl, Kakaobutter und Bienenwachs in eine Schüssel geben. Etwas heißes Wasser in einen flachen Topf füllen und die Schüssel in das Wasserbad stellen. Auf kleiner Flamme erwärmen, jedoch nicht zum Kochen bringen, bis die Zutaten vollständig geschmolzen sind. Vorsichtig zu einer homogenen Masse verrühren. Die Schüssel aus dem Wasserbad nehmen, Hafermehl, ätherisches Honig-Öl sowie Vitamin-E-Öl dazugeben. Für einen leichten Schimmereffekt nach Belieben Perlglanzpigment unterrühren. Die Masse in die Form füllen und zum Aushärten 1 Stunde in den Kühl-schrank stellen.

ANWENDUNG

Die Badepralinen einfach im heißen Badewasser auflösen – und die wohltuend beruhigende Wirkung der kostbaren Öle sowie des Hafers genießen.

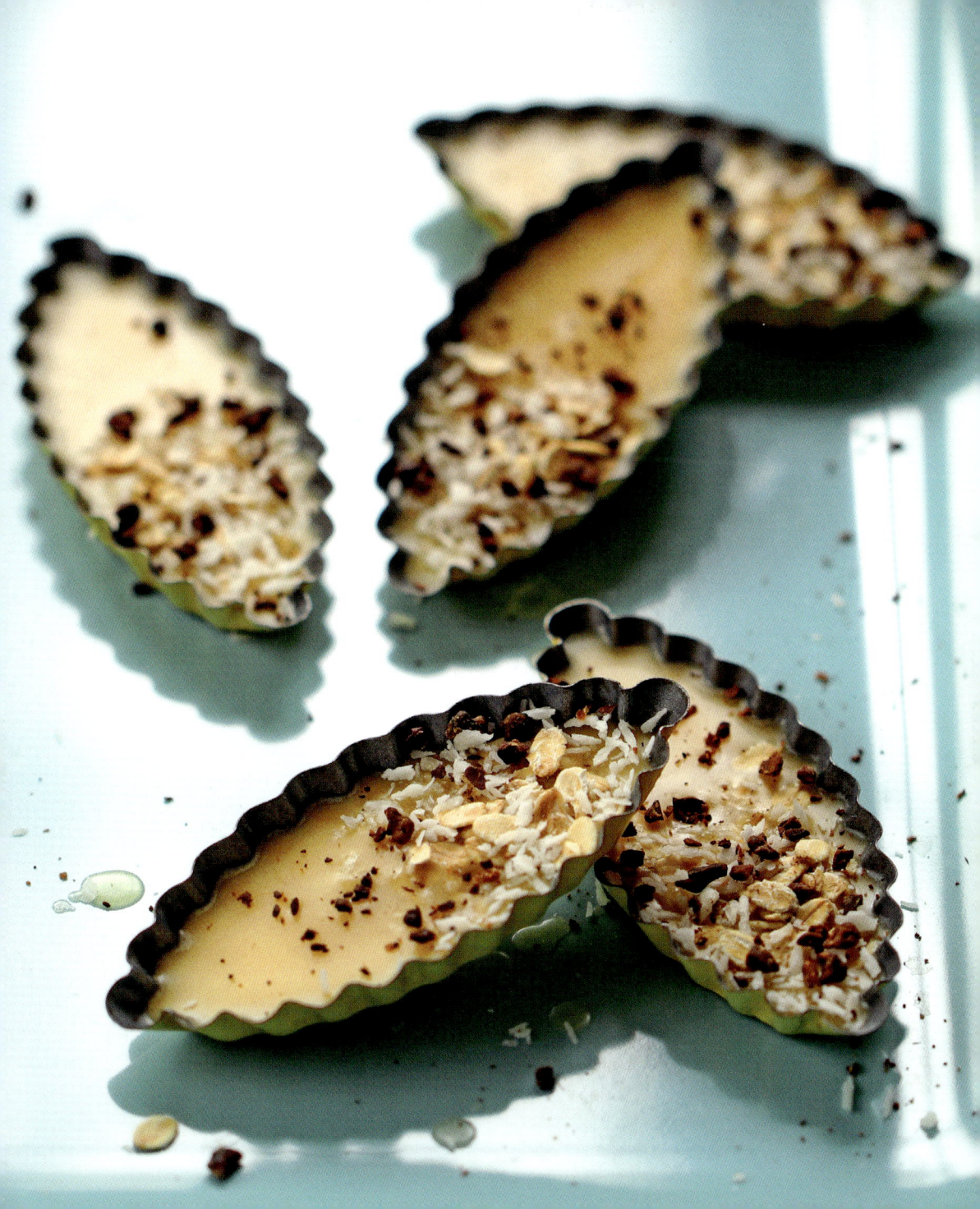

EDLES KÖRPERÖL
mit Schimmereffekt

Das tiefenwirksame Körperöl bringt Ihre Haut zum Strahlen, macht sie seidig weich und glättet sie spürbar. Kokos- und Mandelöl schützen und pflegen die Haut, während Provitamin B_5 beruhigend und regenerierend wirkt. Und ein Hauch von Gold verleiht ihr einen edlen Satinschimmer.

50 g Kokosöl

40 ml Mandelöl

30 Tropfen ätherisches Öl der Wahl

8 Tropfen natürliches Vitamin-E-Öl

10 Tropfen Provitamin B_5 (D-Panthenol)

1 TL Perlglanzpigment Gold

100-ml-Pumpspender oder Kunststoffflasche mit Schraubdeckel

HERSTELLUNG

Kokosöl und Mandelöl in eine Schüssel geben. Etwas heißes Wasser in einen flachen Topf füllen und die Schüssel in das Wasserbad stellen. Auf kleiner Flamme erwärmen, jedoch nicht zum Kochen bringen, bis das Kokosöl vollständig geschmolzen sind. Die Schüssel aus dem Wasserbad nehmen und das ätherische Öl sowie Vitamin-E-Öl, Provitamin B_5 und Perlglanzpigment dazugeben. Alle Zutaten zu einer homogenen Mischung verrühren und das Körperöl mithilfe eines kleinen Trichters in die Flasche füllen.

ANWENDUNG

Da dieses reichhaltige Körperöl viel Kokosöl enthält, hat es unter 24 °C eine feste Konsistenz. Um es wieder geschmeidig zu machen, den Pumpspender vor dem Gebrauch einfach unter warmes Wasser halten. Das kostbare Öl zieht schnell ein. Tragen Sie es am besten täglich mit kreisenden Bewegungen sanft auf die trockene Haut auf.

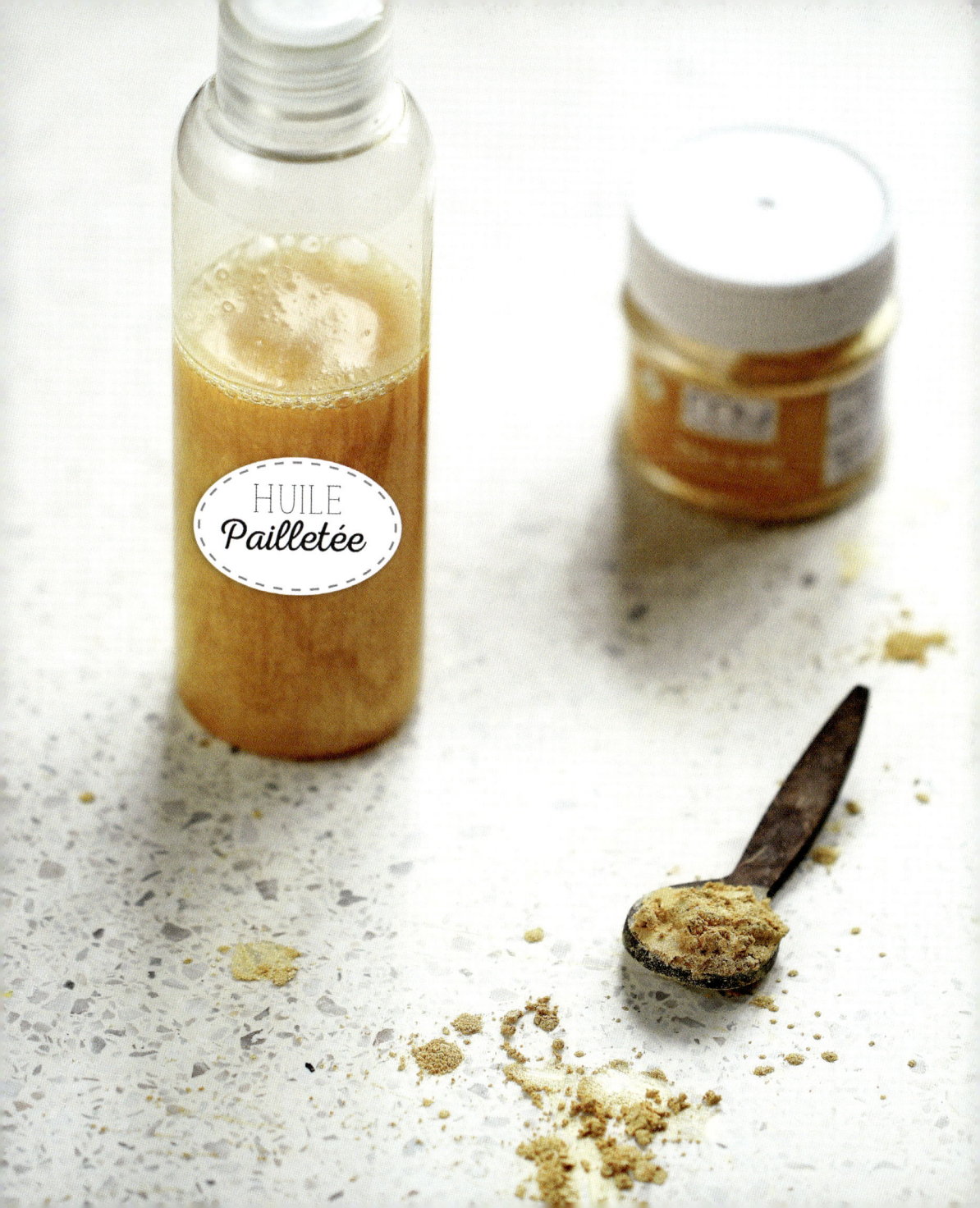

HUILE
Pailletée

BODY-SCRUB-SEIFE

Diese milde Peelingseife enthält kostbares Kokos- und Mandelöl sowie reichhaltige Sheabutter, die die Haut noch weicher machen. Eine natürliche Allroundpflege mit zartem Kokosduft, die sanft abgestorbene Hautzellen entfernt und Ihre Haut samtig pflegt.

70 g Seifenbasis *Melt and Pour*

20 g Kokosöl

5 g Sheabutter

5 ml Mandelöl

20 g *Exfoliant Pulpe de Noix de Coco* (oder alternativ Kokosraspel)

50 Tropfen ätherisches Kokos-Öl

3 Tropfen natürliches Vitamin-E-Öl

Seifenform aus PET oder Muffinform aus Silikon

HERSTELLUNG

Seifenbasis, Kokosöl, Sheabutter und Mandelöl in eine Schüssel geben. Etwas heißes Wasser in einen flachen Topf füllen und die Schüssel in das Wasserbad stellen. Auf kleiner Flamme erwärmen und die Zutaten darin schmelzen. Vorsichtig verrühren, bis sich die Seifenbasis vollständig aufgelöst hat und zu einer homogenen Masse verrühren. Die Schüssel aus dem Wasserbad nehmen, das getrocknete Kokosfruchtfleisch dazugeben und kräftig unterrühren. Das ätherische Kokos-Öl sowie das Vitamin-E-Öl hinzufügen. Alle Zutaten noch einmal gut verrühren und die Masse in eine oder mehrere Formen füllen. Die Peelingseife 2 Stunden in den Kühlschrank stellen, aus der Form nehmen und bis zur Verwendung mindestens 24 Stunden aushärten lassen.

ANWENDUNG

Das feste Körperpeeling unter der Dusche nach der Reinigung insbesondere auf trockenere Hautpartien auftragen. Mit kreisenden Bewegungen einmassieren und 1 bis 2 Minuten einwirken lassen, dann mit Wasser abspülen und gut abtrocknen. So können die wertvollen pflanzlichen Öle und die reichhaltige Sheabutter ihre pflegende Wirkung am besten entfalten.

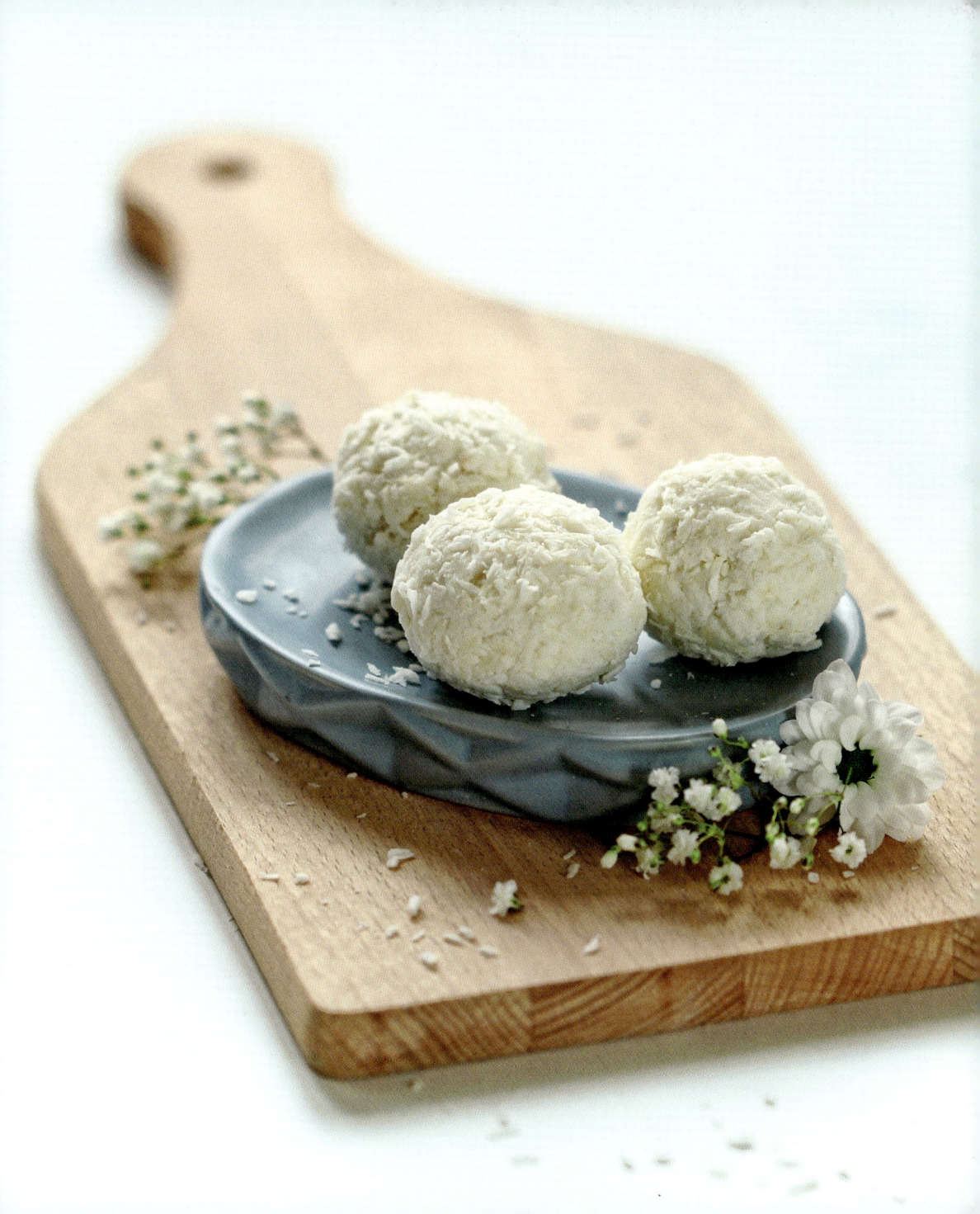

Fruchtig erfrischendes

DUSCHGEL

Durch das Hibiskusblütenpulver erhält das natürliche Duschgel mit pflegendem Kokosöl einen zarten Rosaton. Ein unkompliziertes, schnell hergestelltes Duschgel für die tägliche Körperpflege mit leckerem Erdbeerduft oder einem anderen fruchtigen Duft Ihrer Wahl.

150 g neutrale Waschbasis, 100 % pflanzlich (*Base Lavante Neutre Bio* oder *Sodasan Liquid Sensitive*)

5 g Kokosöl

3 g Glycerin, pflanzlich (wahlweise)

40 Tropfen ätherisches Erdbeer-Öl (oder ein anderes ätherisches Öl der Wahl)

1 TL Hibiskusblütenpulver

200-ml-Kunststoffflasche mit Klappverschluss

HERSTELLUNG

Die neutrale Waschbasis sowie das zuvor im Wasserbad erwärmte und geschmolzene Kokosöl in eine Schüssel geben. Die Zutaten gut verrühren, nach Belieben pflanzliches Glycerin sowie ätherisches Erdbeer-Öl und Hibiskusblütenpulver dazugeben. Das gebrauchsfertige Duschgel mithilfe eines Trichters in die Kunststoffflasche füllen.

ANWENDUNG

Für eine Anwendung reicht eine walnussgroße Menge Duschgel aus. Ein herrlich fruchtiges Vergnügen für die ganze Familie!

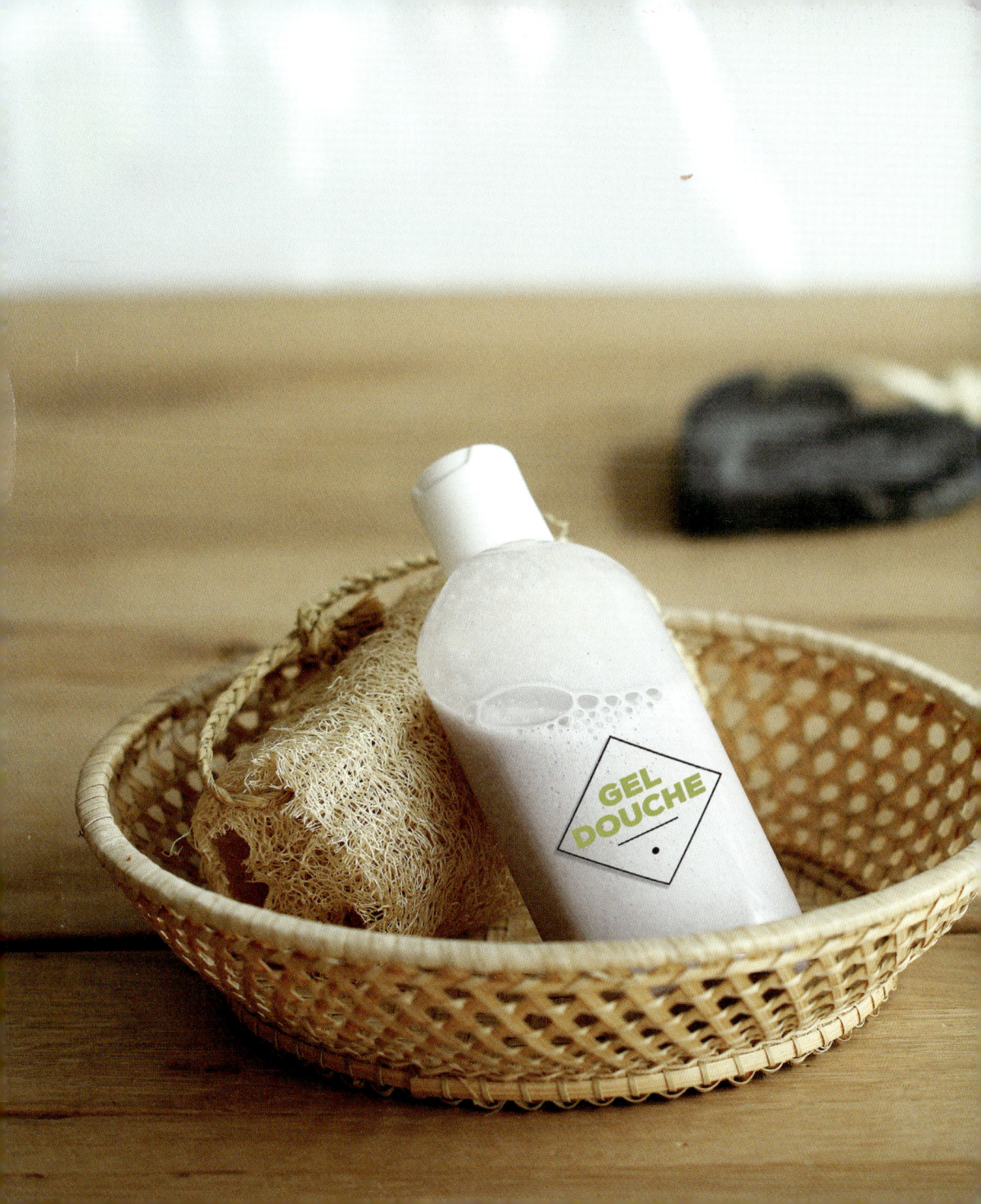

Belebende

EUKALYPTUSSEIFE

Wertvolles Kokosöl und süßes Mandelöl pflegen Ihre Haut zart und das naturreine Eukalyptusöl verleiht dieser einzigartigen Seife einen leichten antibakteriellen Effekt. Ihr frischer Eukalyptusduft wird anregend und belebend. Ein Muntermacher für das tägliche Duschvergnügen.

80 g Seifenbasis *Melt and Pour*

20 g Kokosöl

5 ml Mandelöl

50 Tropfen ätherisches Eukalyptus-Öl

3 Tropfen natürliches Vitamin-E-Öl

Seifenform aus PET oder Muffinform aus Silikon

HERSTELLUNG

Seifenbasis, Kokosöl und Mandelöl in eine Schüssel geben. Etwas heißes Wasser in einen flachen Topf füllen und die Schüssel in das Wasserbad stellen. Die Zutaten darin schmelzen und vorsichtig verrühren, bis sich die Seifenbasis vollständig aufgelöst hat und eine homogene Masse entsteht. Die Schüssel aus dem Wasserbad nehmen, das ätherische Eukalyptus-Öl und das Vitamin-E-Öl dazugeben und kräftig umrühren. Die Mischung in eine oder mehrere Formen füllen und 2 Stunden in den Kühlschrank stellen. Aus der Form nehmen und bis zur Verwendung mindestens 24 Stunden aushärten lassen.

ANWENDUNG

Diese belebende Seife können Sie täglich verwenden. Wegen des ätherischen Eukalyptus-Öls ist sie jedoch nicht für schwangere Frauen und Kleinkinder geeignet. Ohne das ätherische Öl ist sie eine sanft pflegende Seife für die ganze Familie.

Bezugsquellen

Ätherische Öle, naturreine: im gut sortierten Bioladen, im Bio-Supermarkt oder im Reformhaus erhältlich; *www.primaveralife.com;* **naturreines ätherisches Erdbeer-Öl:** *www.aroma-zone.com*

Aktivkohle, reine medizinische: in Apotheken und gut sortierten Drogeriemärkten in Kapsel- sowie Tablettenform oder als Pulver zur Zahnaufhellung erhältlich

Aloe vera-**Gel, ohne Zusatzstoffe:** im gut sortierten Bioladen, im Bio-Supermarkt oder im Reformhaus erhältlich; *www.rootsherbal.biz*

Base Consistance **(rein pflanzliches und sehr mildes Tensid für empfindliche Haut, siehe auch** *flüssige Tenside***):** *www.aroma-zone.com*

Base Lavante Neutre Bio **(rein pflanzliche Waschbasis):** *www.aroma-zone.com*

Bienenwachs, naturbelassenes (Konsistenzgeber, Co-Emulgator): *www.cosmopura.de, www.dragonspice.de, www.sansavon.com*

Cistrosen-Hydrolat (siehe *Hydrolate***):** *www.hinterauer.info, www.maienfelser-naturkosmetik.de;* **Cistrosenwasser-spezial-BIO:** *www.mynaowa.de*

Cosgard (für die Naturkosmetik zugelassener, geruchsneutraler Konservierer): *www.spinnrad.de, www.dragonspice.de*

Emulgatoren, pflanzliche: z. B. Lysolecithin für Fluids und Lotionen oder Cetylalkohol für festere Cremes und Emulsionen, beide erhältlich bei *www.cosmopura.de* oder *www.sansavon.com.*
Eine Übersicht unterschiedlicher Emulgatoren finden Sie z. B. bei *www.dragonspice.de.*

Exfoliant Pulpe de Noix de Coco **(sanftes pflanzliches Peeling aus getrocknetem Kokosfruchtfleisch):** *www.allerlei-praktisches.ch, www.aroma-zone.com*

Fleurs d'Edelweiss-Extrakt **(***Extrait d'Edelweiss Bio***):** *www.aroma-zone.com*

Glycerin, pflanzlich: *www.dragonspice.de, www.sansavon.com, www.spinnrad.de*

Hafermehl: im gut sortierten Bioladen, im Bio-Supermarkt oder im Reformhaus erhältlich

Heilerde/Tonerde, weiß oder rosa: *www.enaissance.de, www.greenweez.de*

Henna, rein pflanzliches Pulver ohne Zusatzstoffe; farblos oder farbig: im gut sortierten Bioladen, im Bio-Supermarkt oder im Reformhaus erhältlich; *www.dragonspice.de*

Hibiskusblütenpulver: *www.ecco-verde.de*

Hydrolate (Blütenwasser): *www.enaissance.de, www.brennessel-muenchen.de, www.primaveralife.com, www.maienfelser-naturkosmetik.de,*

Keratin: *www.naturkosmetik-werkstatt.at, www.dragonspice.de*

Kollagen, pflanzliches: *www.naturkosmetik-werkstatt.at, www.dragonspice.de* (jeweils in flüssiger Form) oder *www.dragonspice.de* (als Pulver)

Kokosöl, natives, in Bio-Qualität: im Bioladen, im Bio-Supermarkt oder im Reformhaus erhältlich; *www.drgoerg.com*

Melt and Pour **(Seifenbasis mit reinigenden Eigenschaften aus Seife, milden Tensiden, Glycerin und weiteren Zusätzen):** *www.soap4all.de*

Mousse de Babassu **(sehr mildes, rein pflanzliches Co-Tensid):** *www.aroma-zone.com*

Öle, naturreine pflanzliche: *www.dragonspice.de, www.primaveralife.com, www.sansavon.com*

Perlglanzpigmente (Kosmetikpigmente mit Glitzereffekt): *www.brennessel-muenchen.de, www.cosmopura.de, www.meinekosmetik.de*

Provitamin B$_5$ (D-Panthenol): *www.dragonspice.de, www.spinnrad.de*

SCI (Sodium Cocoyl Isethionate, mildes Tensid aus den natürlichen Fettsäuren des Kokosöls): *www.naturkosmetik-werkstatt.at*

Seidenprotein: *www.cosmopura.de, www.dragonspice. de, www.naturkosmetik-werkstatt.at*

Sheabutter, unraffinierte: *www.dragonspice.de, www.enaissance.de*

***Skin repair Bio* (stark regenerierendes Fluid mit Eselsdistel [*Onopordum acanthium*] aus Wildsammlung):** *www.aroma-zone.com*

***Sodasan Liquid Sensitive* (duftneutrale, milde Pflanzenseife in flüssiger Form für die natürliche Körperpflege, besonders geeignet für sensible Haut):** im Bioladen, im Bio-Supermarkt oder im Reformhaus erhältlich

Tenside, flüssige (siehe auch *Base Consistance*): *www.spinnrad.de*

Vitamin E, natürliches (Tocopherol, Antioxidans): *www.dragonspice.de, www.spinnrad.de*

Wachs, emulgierendes: *www.aliacura.de*

Wachs, pflanzliches: vegane Alternativen zu Bienenwachs sind z. B. Carnauba-, Mandel- oder Calendelillawachs: *www.sansavon.com*

Zubehör, Tiegel und Flaschen zum Aufbewahren: *www.cosmopura.de, www.seifenkuenstler-shop.de, www.spinnrad.de, www.waldehoe.at.* Diverse Produkte zum Abfüllen sind in Apotheken erhältlich (Info im Internet unter: *www.caelo.de*)

Literatur-empfehlungen

Au, Franziska von: *Kokosöl. Das kostbare Lebenselixier aus der Natur.* Heyne Verlag, München 2015

Bechloch, Anita: *The Glow. Naturkosmetik selber machen.* 7. Auflage. Gräfe und Unzer Verlag, München 2015

Eisendick, Jule: *Kokosöl. Das natürliche Allround-Talent für Körper und Küche.* CreateSpace Independent Publishing Platform 2017

Käser, Heike: *Naturkosmetische Rohstoffe. Wirkung, Verarbeitung, kosmetischer Einsatz.* Verlag Freya, Linz/ Österreich 2010

Lainka, Claudia, Dr.: *Vegane Kosmetik. Natürliche Pflege- und Beautyprodukte selbst gemacht.* Naumann & Göbel, Köln 2016

Roosevelt, Megan: *Superfoods for Life – Kokosnuss. Mit 75 Rezepten für Ihre Gesundheit und Schönheit.* Hans-Nietsch-Verlag, Emmendingen 2014

Veit, Myriam: *Heilkosmetik aus der Natur. Pflegende Salben, Öle und Essenzen selber machen.* 2. Auflage. Franckh Kosmos Verlag, Stuttgart 2016

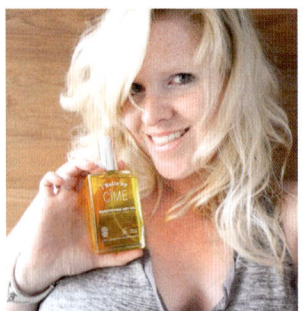

Die Autorin

Stellina Huvennes Leidenschaft gilt den Bereichen „Naturkosmetik" und „Fitness". In ihrem Blog *help-yourself.eu* möchte sie vielen Menschen selbst gemachte Naturkosmetik nahebringen. Die Autorin lebt und arbeitet in Belgien.